JN114169

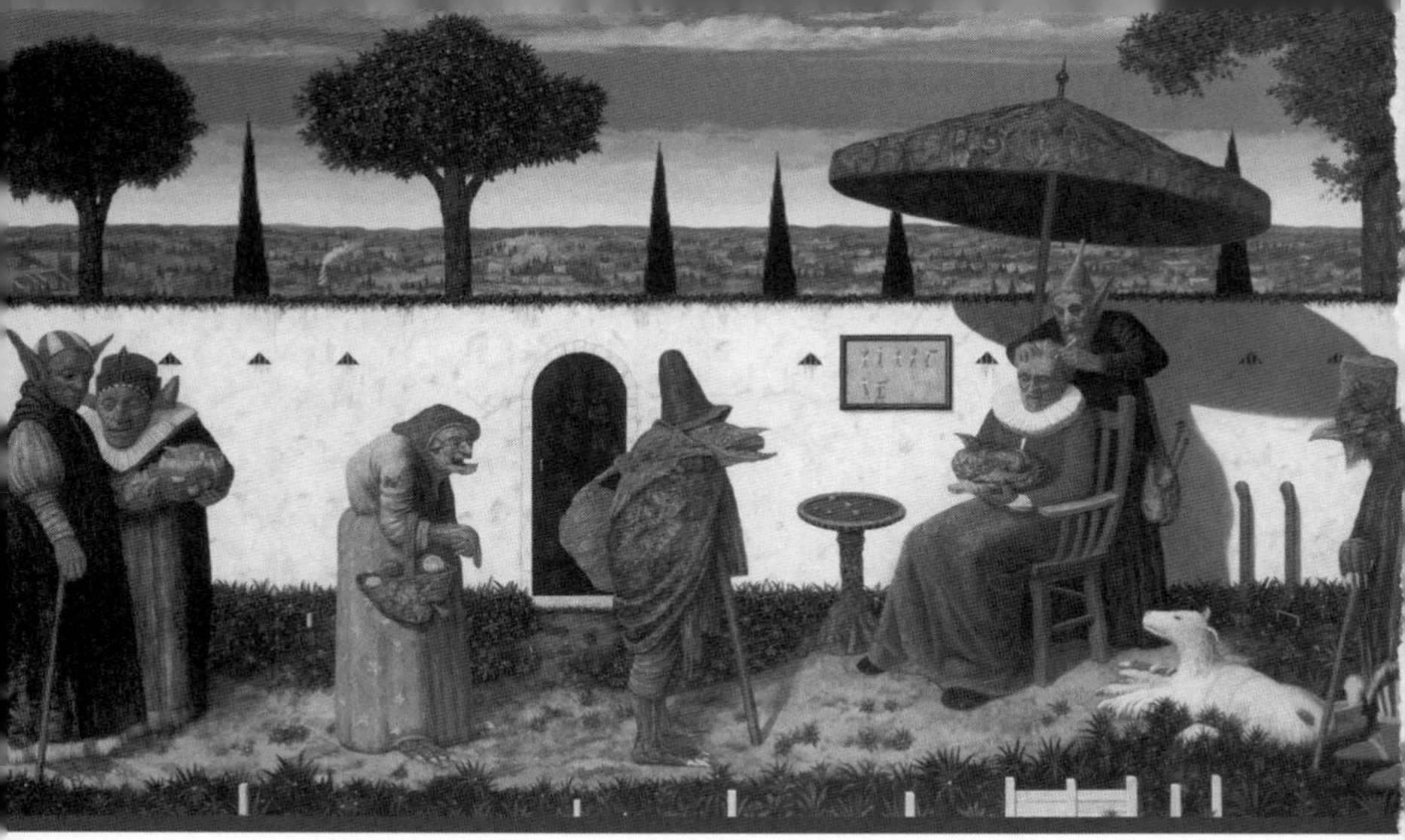

精神医学の近現代史

歴史の潮流を読み解く

小俣和一郎 著

誠信書房

まえがき《プロレゴーメナ》

——過去に目を閉ざす者は現在に対しても盲目である。
（リヒャルト・フォン・ヴァイツゼッカー[*1]）

はじめに、私が本書で書きたいと思うことをごくかいつまんで述べてみたい。

もっとも書きたいことは、精神医学と臨床心理学の歴史の成り立ちと背景である。われわれが現在目の当たりにしている精神医学や臨床心理学は、なぜこのような姿をしているのか？　今を知るにはそれを生み出すに至った以前の経緯をとらえておかなければならない。

そのためには、過去に遡った歴史の様相を明らかにすることはもちろん重要であるが、それだけでは単なる過去の事実の寄せ集めになってしまう。そうではなく、なぜそれらの事実が生起してきたのか、また、それらがどのような背景をもって現在につながっているのか、それによって将来どのようなことが予測できるのか、までを考えることこそが重要である。

たとえば、現在の精神医学の直接の起源である近代精神医学が成立する契機となった精神病者の「鎖からの解放」という出来事がいつ、どのように行われたのか。それを記述することは、精神医学史の重要な課題であり作業であるのだが、それを単に記述するだけなら、それは本書の目的のほんの一部にすぎないものにとどまるであろう。あるいは、既成の書物にゆずればよいであろう。私が書きたいのは、むしろその背景であり、どんなアイデアや思想がそこにあったのか、あるいは、どのようにして「鎖の解放」という出来事につながったのか、の方である。

同じく、ナチズム期の精神障害者大量殺人は、なぜ引き起こされたのか、それは現在の精神医学にどのような影響を与えているのか、あるいは将来にどんな影響を及ぼすのか。また、戦争と精神医学の歴史はどのようにリンクしてくるのか。かつてヨーロッパを震源とする二度の世界大戦の犠牲者、とりわけ史上類のないホロコースト（ユダヤ人大量虐殺）の被害者に精神医学はどう対応してきたのか。今も世界の各地で続く戦争やテロとその犠牲者に対して、精神医学はどう向き合うのか、あるいはどう対応するべきなのか――。

精神医学の歴史をひもとくと、そこには精神病の原因をめぐって、大きく2つの異なる説がつねに対立しつつ進行してきた時代的流れが存在することがわかる。すなわち、精神病を脳の疾患であると考える生物学的精神医学の流れと、心理的な原因を重視する心理学的精神医学の流れである。前者は、精神障害の原因を脳という臓器の器質的ないしは機能的変化に求め、それは遺伝的な要因に基づくとする。それに対して、後者は脳の変化よりも生まれたあとの発達過程や人間関係などの体験的な要因を重視する。この2つの大きな立場は、治療方法の違いにもつながっている。前者では、治療は身体的方法が優先され、後者は心理学的治療を選択する。

前者の代表的立場は、現代精神医学の基盤を提供したドイツの精神医学者エミール・クレペリン[*2]のそれである。クレペリンによれば、原因不明の精神病であっても、その原因は「いずれは解明されるであろう」脳の変化に求められる。また、さらにその大元の原因は、これまたなお未解明の遺伝的な体質にある。彼はそれを同じドイツの精神医学者パウル・メビウスの造語に従って「内因」と呼び、原因不明の精神病を「内因精神病」として一括し、その代表的疾患に統合失調症と躁うつ病（気分障害）を挙げた。それゆえ、クレペリンの考え（いわゆるクレペリニズム）によれば、それらの疾患もまた遺伝性であって、治療は身体的に行われるべきものである。

それに対して、心理学的流れの代表は何といってもジグムント・フロイト以降の精神分析であろう。もちろん、フロイト自身は統合失調症を精神分析療法によって治るとはしていない。むしろ、精神分析の適応範囲外とさえしている。しかしながら、精神分析の基本的な考え方によれば、人間の精神は幼児期からの親子関係や体験によって発達段階を追いながら次第に形成され、その過程で問題があれば、それは何らかの障害としてのちに現象する。それゆえ、治療も問題のあった発達段階にまで遡る精神的方法が優先される。薬物療法のような身体的治療は、単なる対症療法でしかない。

生物学的精神医学と心理学的精神医学の2つの潮流は、これまでの精神医学の歴史のなかで決して統合されることなく相対立する形で経過してきた。しかし、このようなパラダイム対立の背景にも、ヨーロッパに長く続いた大きな思想的対立がある。すなわち、古代ギリシア以来続く唯物論と唯心論との対立である。もう少し正確に表現すれば、それは有vs無、存在vs非存在、形相vs質料、啓蒙主義vsロマン主義などの歴史的潮流の反映にほかならない。その点で、事は決して精神医学の歴史だけに収まるものではない。広く哲学的あるいは神学的な、より大きな思潮の流れ（思想史）を視野に入れなければ、十分に説明することはできない。

その一方で、生物学的精神医学と心理学的精神医学のそれぞれを代表する学者当人の見解や立場には、必ずしも一方にかたくなにこだわる面だけがあるわけではない。たとえば、生物学的精神医学の歴史を代表するとされるヴィルヘルム・グリージンガーをみれば、たしかにその精神医学教科書の冒頭には「精神病は脳病」とするテーゼが明記され、必ず脳の器質的変化に原因を求めようとする姿勢が明らかである。しかし、その一方でグリージンガーは、そうした器質的変化を来す要因として、遺伝的・身体的のみならず、広く社会的・文化的、心理的な因子を挙げている。グリージンガーにおいては、あくまでもそれらの要因があいまって脳の変化をもたらすのである。では、心理学的精神医学を代表するフロイトにおいてはどうであろうか。

フロイトは、ウィーン大学で医学を修めたあと、ブリュッケの生理学教室で生理学研究に携わる。彼がめざした当初の道は、精神医学ならぬ、ごく身体的な基礎医学であった。フロイトがそこから基礎ではなく臨床医学に転じようとしたきっかけは、コカインの鎮痛局麻作用の発見であった。すなわち、麻酔剤としてのコカインの臨床応用である。痛みの発生機序も不明な当時にあって、フロイトがめざしたのは当時最新鋭の神経学とその生みの親ジャン・マルタン・シャルコーのいたパリのサルペトリエール病院だった。そこでフロイトが見たものは、シャルコーの暗示の下で見事に繰り広げられた劇的ともいえるヒステリーの大発作だった。フロイトはそこに性的な要因を見てとり、シャルコーもそれに同意する。帰国したフロイトは開業ののちに精神分析を生み出すのだが、その理論には解剖学的、物理化学的な概念や用語が多く取り込まれている。フロイトは、精神分析が科学の一分野であって宗教ではないことに生涯こだわりを抱き続けた。それゆえ、宗教的なものへの関心とこだわりを抱くカール・グスタフ・ユングを受け入れることは不可能といえた。その点でユングはフロイトに失望し、フロイトはユングを遠ざけるのである。

いずれにしても、パラダイム対立における鮮明な相違に比べてみれば、各々の立場を代表する人物個人における考え方の相違はさほど鮮明ではないことに注意する必要性はあるだろう。また、たとえばロマン主義医学が大勢を占めていた19世紀ドイツの心因論者が、すべてロマン主義者であったわけではない。

今日の脳科学の発展を背景に、心理学的精神医学の勢いは明らかに衰えつつあり、その中心的役割を担ってきた精神分析もまた同様の状況にある。精神分析は20世紀初頭に生まれ、同じ世紀の終わりに衰退した。その直接的な契機はアメリカにおける薬物療法の発展であるが、アメリカにおいて分析の隆盛をもたらしたのは明らかに、ナチスによってヨーロッパを追われ、アメリカをはじめとする英語圏の国々へと亡命していったユダヤ系分析医らであった。とりわけアメリカでは、彼らの多くが大学などに精神分析専門の講座を開いて後進を育成したので、教育分析を受けて分析医となった者も相当数にのぼる。しかし、その一方で本場であった大陸ヨーロッパでは、ドイツ（戦後、東西に分割されていたため、ここでは西ドイツを指す）をはじめとする各国で分析医の数も減り、質的にもアメリカに劣る結果となった。だが、それ以上に深刻であったのは、ナチズム期に行われユダヤ系分析医への迫害や精神障害者の大量殺人などへの無反省、ナチ的精神分析を擁護した分析医らの堂々たる社会復帰などの事象である。これらを検証し省察することは、本来であるなら、過去を分析する精神分析の専門的作業の対象ですらあるはずなのだが、戦後のドイツならびに国際精神分析学会はそれを行おうとはしなかった――。それが精神分析が衰退したもうひとつの重大な史的要因である。そのことも本書の中で述べてみたい。

本書が大きく取り上げるもうひとつのテーマは、精神医学と優生学との関係である。このテーマは、どちらかというと上述の生物学的精神医学の潮流と関連が深い。明らかに遺伝の問題がその中核に位置しているからである。ところが、この優生学はヒトラーとナチ党によって実行された優生政策に科学的根拠を与えるものとして利用された（ただし、だからといってナチズムと優生学をただちに同一視できるわけではない。むしろ「ナチズム＝優生学」という定式には一定の批判や留保も必要である。本書では思想史的側面から、こうした批判にも言及する）。しかし、それゆえに、優生学はとりわけ戦後世界ではタブー視され、精神医学との関係も正面から語られることなく過ぎてきた。その結果として、日本ではむしろ戦後に成立した「優生保護法」が長く残遺するなどの弊害にもつながった。日本の近現代精神医学史は、この点を含めてもう一度そのありのままの姿を記述すべきである。決して日本の近代精神医学の生みの親とされる呉秀三を顕彰するだけの、既成の歴史にとどまってはならない。

最後に本書で述べたいと思うことは、反精神医学の歴史である。反精神医学は、それが登場してからすでに半世紀以上が経過しているにもかかわらず、これまでの精神医学史では正面から記述されることなく今日に至っている。おそらく、その第一の理由は、反精神医学それ自体が、精神医学そのものを否定する存在だから、というものであろう。しかし、反精神医学は精神医学の歴史そのものの中から誕生したのであり、精神医学の歴史と切り離して論じることは決してできない。もちろん反精神医学者のすべてが精神科医や心理学者ではないにせよ、それを精神医学外のもの、あるいは精神医学の歴史以外の無関係なものとして扱うことは不当である。

本書では、登場以来、半世紀以上が経過した反精神医学の歴史潮流をコンパクトに記述し、今後の精神医学史のひとつの歴史課題として提示してみたい。そこでは、精神医学史そのものもまた、その根本的な存在意義を問われることになるであろう。

以上が本書の主たる記述になるが、一番最後に精神医学の歴史を構成している個人史・部分史・全体史などの相互関係、歴史を記述するという作業の意義や問題点、それに精神医学史の底流に横たわっていると思われる「流行」と「不易」の問題などを終章として掲げてみたい。

本書は歴史を取り扱っている関係上、「分裂病」「痴呆」「狂人」「癩病《らいびょう》」など、今日では使われない古い言葉を用いた部分があるが、これらはあくまでも歴史記述に基づくものであって、差別的な意味合いから使用したものではないことを断っておく。なお、巻末には本書で取り上げた事項を中心に、年表（近現代精神医学史総年表）を付し、主たる参考書を（日本語文献を中心に）掲げた。

【注】

＊1　この言葉は、1985年のドイツ敗戦40周年を記念して行われた当時の西ドイツ大統領ヴァイツゼッカーによる演説「荒野の40年」に出てくることで有名になったが、かつての首相であったヴィリ・ブラントの演説（1970年）に同様の文章があり、ヴァイツゼッカーはそれを模倣したといわれる。詳細は石田勇治（2002）『過去の克服』白水社、214頁を参照。

＊2　本書における外国語人名・地名などの固有名詞のカナ表記にあたっては、いずれも原語の発音に近いものを心がけたが、一部これまでの慣例に従ったものもあることをお断りしておく。また、精神医学史上の人名表記は拙著（2013）『精神医学史人名辞典』（論創社）に従った。なお、人名の原語表記と生没年は巻末の人名索引に一括して掲げた。

目次

まえがき　iii

第一章　精神医学史の特徴　3

1. 精神医学史とは何か　3
2. 精神医学史のあるべき姿　6
3. 精神医学史の範囲　8
4. 精神医学史の特性　12
5. 精神医学の現状とその課題　14

第二章　近代精神医学の成立――革命と精神医学　19

1. フランス革命とヨーロッパ啓蒙主義の流れ　19

2. 宗教改革と対抗宗教改革　23
3. 宗教改革以降の啓蒙思想　26
4. 18世紀啓蒙主義と近代精神医学の登場　29
5. カントの『人間学』と静かな狂気　31
6. 鎖からの解放——精神医学における自由と拘束　34
7. 精神医学史における自由と不自由　38
8. 革命と精神医学　41

第三章　薬物療法と生物学的精神医学　46

1. 狂気の在り処　46
2. 19世紀脳病論の周辺　51
3. 疾患単位か症候群か——疾病学の整備　54
4. 進行麻痺の精神医学小史　62
5. 侵襲的治療法——ファシズムとショック療法　65
6. 薬物療法の歴史　69

第四章　精神療法と心理学的精神医学　79

1．預言の原像　79
2．精神療法の起源（その1）——ロマン主義的成分　82
3．精神療法の起源（その2）——啓蒙主義的成分　87
4．精神分析の登場と興隆　90
5．精神病理学　96
6．心理テストの歴史　100
7．精神分析の衰退　103
8．精神病理学の退潮　106

第五章　精神医学と優生学　114

1．変質学説と進化論——真逆のベクトル　114
2．人種衛生学　116
3．ナチズムと優生学　118
4．優生学、優生思想、優生政策　122
5．「退廃芸術」——ナチズムと優生学をめぐる断章　124

6. 第二次大戦後の優生学 126

第六章 近代日本の精神医学 130
1. 明治維新以前 130
2. 明治維新と精神医療 137
3. 大学精神医学 140
4. ドイツ精神医学の影響 141
5. 日本における優生学 145
6. 731部隊と人体実験 149
7. 第二次大戦が与えた日本の精神医療への影響と帰結 152

第七章 「安楽死」と精神医学 156
1. ナチズム期の「安楽死」 156
2. 「安楽死」作戦の概要 158
3. T4作戦を成り立たせた背景論理 161
4. 障害者殺人のその後の影響 164

第八章　戦争と精神医学　170
1. 戦争によって出現した精神医学上の問題　170
2. 第一次大戦と戦争神経症　172
3. 第二次大戦とホロコースト後遺症　173
4. トラウマ概念の歴史とＰＴＳＤ　177
5. 自殺研究小史　180
6. 戦後日本の精神医療　183

第九章　反精神医学の歴史　191
1. ニュルンベルク医師裁判　191
2. 反精神医学（Antipsychiatry）の系譜　194
3. 欧米における精神病院改革と反精神医学　198
4. 日本における反精神医学の受容と反発　199
5. 現代精神医学と反精神医学　200

終章　歴史と精神医学　205

1. 個人史と全体史　205
2. 記憶をめぐって　207
3. 歴史を記述するという作業　210
4. 精神医学の歴史にみる不易と流行　213
5. 個人の進歩と歴史の進歩への疑問　217

あとがき　221

参考図書　226
近現代精神医学史総年表（1500–2020）　236
事項索引　240
人名索引　245

精神医学の近現代史

——歴史の潮流を読み解く

第一章　精神医学史の特徴

——精神病の歴史を書くことは、医学史のなかでもっともつらい課題である。
（ヘンリー・E・ジゲリスト）

1. 精神医学史とは何か

精神医学史とは、精神医学の歴史を明らかにし、それを記述する歴史学の一分野であるといえる。しかしながら、この分野の研究自体も、精神医学の歴史同様に、決して長いわけではない。たかだか、19世紀に近代精神医学が成立して以降、二百年足らずのものに過ぎず、しかも、本格的な精神医学史の研究は20世紀に入って以降のものとなる。ということは、学としての精神医学史も、せいぜい百年余りの歴史しかないと考えられる。

この分野における最初の本格的な歴史記述は、ドイツの精神医学者エミール・クレペリンによる『精神医学百年史』（1917年）[*1]である。クレペリンによれば、この論文の執筆動機は、誕生以来およそ一世紀を経過した時点で「誇りをもって今日までの道程を回顧し、それを通じて、未来がもっと収穫を与えぬこともなかろうと希望を振り起こす」ことであり、ミュンヘンで発足したばかりのドイツ精神医学研究所の開所式での講演という形を借りつつ、回顧と並んで精神医学の未来への展望を述べることにあった。

つまり、クレペリンは精神医学が成立してからおよそ百年を経たその過程を評価し、歴史として記述するに足るものであることを大前提として執筆している。もちろん、彼は自分の死後に起こるナチスによる精神障害者大量殺人のことを知らないし、まったく予見すらもしていない。いや、むしろ逆に精神医学の未来を楽観視している姿勢すらうかがえる。なぜなら、クレペリンは精神医学の将来の発展こそ、当時なお原因不明とした精神病、なかでも内因精神病の原因を解き明かすはずだと確信していたからである。

そのような精神医学に歴史を与え、それを評価することで、クレペリンは精神医学の存在意義を当然のこととして肯定していた。原因不明ながらも、「いずれは解き明かされるであろう身体的原因」すなわち「遺伝による体質因」をパウル・メビウスの言葉を借用して「内因」と呼んだクレペリンは、そこに自ずからの遺伝的要因を前提にしており、メビウスと同じく優生学的な「変質《デジェネレ》」を想定していた。「変質」とは、19世紀半ばにフランスの精神科医ベネディクト＝オギュスタン・モレルによって提唱された退化論的概念であり、人間は世代を経るにつれ変質を被って劣化してゆくとする学説によっている。モレルによれば、精神病もまたそのひとつの表れ（変質徴候）にほかならない。

こうした立場を基本として、クレペリンは精神病の遺伝研究を重視し、第一次大戦以前から自身の活動拠点であるミュンヘンに精神医学の総合的な研究機関の開設を計画した。それが、上記の精神医学研究所であり、のちの国立カイザー・ヴィルヘルム研究所の精神医学部門となる。クレペリンの強い推挙によって、その遺伝研究部長に就いたのが、のちにナチ断種法（「遺伝病子孫予防法」）の起草に携わるエルンスト・リュディンである。

いずれにしても、精神医学史の最初の重要な論述が、近代精神医学の歩みを高く評価したクレペリンによってなされたことは知っておくべきである。このことはまた、日本における精神医学史研究の方向性を決定づけたといってても過言ではない。それは、日本の近代精神医学の基礎を築いたとされる呉秀三が、医学史家の富士川游らとともに日本医学史学会を創立する一方で、クレペリンを高く評価し自らの留学先でもあったドイツの精神医学を本格的に移入する立場に身を置いていたからにほかならない。

精神医学史研究の最初の方向性がクレペリンによってつくられた結果、それは基本的に近代以降の精神医学を評価し正当化することに資する学問という性格を強く帯びてしまった。クレペリン自身が乗っていた大学ないしは教壇精神医学を、自ら正当化することは当然のことであるのかもしれない。しかし、このことで、精神医学史そのものが教壇的精神医学を権威づけてしまい、逆にその権威から外れたもの一切を否定する危険性はないのか？

これまでの精神医学史を見ると、まさにこの危惧が現実のものであることがはっきりとわかる。たとえば、上述の呉秀三を一方的に称賛し無批判に神格化した、岡田靖男の語る一連の精神医学史がその典型である。こうした精神医学史は、必然的に史上の特定人物の顕彰録になりはて、それ以上の学問的価値を有することはない。また、単なる過去の事実だけを羅列しただけの歴史記述も、これまでの精神医学史には稀ならず見受けられる。たとえば、アンリ・エランベルジェが著した精神分析の歴史書[*2]がそれである。たしかに、歴史は過去の出来事の集積からなっている。しかし、だからといって、それらをただ単に羅列すればよいというわけではないだろう。それは、単なるクロニクルであっても歴史とは呼び難い（エランベルジェだけではなく、歴史家というよりクロニストと呼んだ方がよいような精神医学史研究者は決して少なくない）。

では、精神医学史とは本来どうあるべきなのか、われわれは精神医学の歴史から何を学ぶべきであるのか、そもそも精神医学史の存在意義とはいったい何であるのか、などの基本的な問いについて次項で考えてみたい。

2. 精神医学史のあるべき姿

クレペリンが近代精神医学の歴史を記述して以降、精神医学の歴史もまた教壇的精神医学を権威づけることに、もっぱらその存在意義を見出すことになってしまった。こうした精神医学史は、上述のように、顕彰録のようになるか、単なる過去の事実の寄せ集め書きになるか、あるいはその双方になるかしかない。そこでは、教壇的精神医学にとって不都合な事実はすべて隠蔽されるか、もしくは無視されて記述から削ぎ落とされてしまう。また、逆に都合のよい事実は誇張され美化され何度も強調されることになる。

このような歴史記述はいかにも不自然であり、その分真実から遠ざかるものとならざるを得ない。何よりも歴史のもつ一番の効用とされる「過去から何かを学ぶ（Learning from the past）」という作業など、期待すべくもない。いや、むしろ、これまでの精神医学史は、そうした「歴史から学習する」という知的作業を完全に放棄してきたといっても過言ではない。

では、精神医学史が本来あるべき姿とは、どのようなものなのか？

それは、まず第一に、他分野の歴史と同じく、そこから何かを学べるような代物でなければならない。それこそが、歴史全般、ひいては精神医学史の使命であり、存在意義である。精神医学にとって不都合であろうとなかろうと、一般にいう「正の歴史」であろうが「負の歴史」であろうが、分け隔てなく記述されていなければならない。教壇精神医学にとって不都合な事実を「裏面史」「背景史」などとして軽く扱うのも間違っている。それはときに「正の歴史」以上に価値をもつものでありうる。

第二に、精神医学史においても、一般の歴史と同様に、その記述形式や方法が問われなければならないだろう。ある出来事があって、それを記述する場合にも、より客観的であるためには、後世の修飾・美化・隠蔽などに特別な注意を払う必要がある。また、単に先行文献があるからといって、それを何の批判もなく引用し続けるのも、記述を誤るもとになる。たとえば、アラビア世界における精神病院の起源がヨーロッパよりも早いことを強調しようとした研究者が、[*3] モロッコのフェズにはすでに西暦700年に精神病院が置かれていたとしている。しかし、この記述が誤りであることは実に容易に確かめられる。なぜなら、700年当時にはフェズという都市自体がまだ存在していなかったからである。それにもかかわらず、この研究者の説が、その後も何の批判もなく受け継がれてしまった。

出来事の記述と並んで大切なことは、その出来事が起こった背景を考え、それに解説や考察を加えることである。このことは一般史の分野では当然の作業ともなっているが、精神医学史においては、著者の知るかぎり、なお十分に試みられていない。精神医学史を構成してきた出来事の流れを把握するにとどまらず、その背景となった思想やアイデアを把握することはきわめて重要なことである。

ただし、以上のような議論は、精神医学の歴史がなお研究の浅い分野であることを考慮に入れれば、これまで全くなされてこなかったとしても不思議ではない。つまり、それほど、学としての精神医学史自体の歴史が短いということである。

3. 精神医学史の範囲

同じく、精神医学史の範囲についても、いまだ十分に議論されているとは到底言いがたい。

まず、時代的つまり時間的範囲であるが、その記述のはじまりをどこに置くか、つまり精神医学史がどこまで時代を遡れるかが、当面の問題となる。もちろん、新しい時代への言及範囲にも議論はあるが、歴史である以上、現在進行中のことまでを記述する必要性はないであろう。

多くの研究者は、程度の差はあれ、古代ないしは原始社会において、精神病がどのように捉えられ、扱われていたのかについて言及している。しかし、それらの記述はおしなべてごく簡単であり、ほとんどの記述が近代以降の精神医学史にあてられている。もっとも、古代に精神医学があったのかどうかについての議論は、ほとんどなされていないのが現状である。少なくとも、今日でいう精神医学は、19世紀に誕生した近代精神医学に直接の起源をもっているのだから、古代においても精神医学があったというのは正確ではない。いわゆる古代医学が精神医学に相当する分野をもっていたとするのも、同様に不正確といわざるを得ない。

古代医学は、エジプト、ギリシア、中国、インドなど、歴史上、四大文明と呼ばれる地域に登場するが、その時代はさまざまであり、しかも時代によっては互いに影響を及ぼした可能性もある。たとえば、ヨーロッパの医学史家のなかには、古代ギリシア医学がアレキサンダー大王の遠征に伴ってインドや中国の古代医学に影響したと主張する者もいる[*4]。もっとも、中国医学は陰陽五行説に基づいて組み立てられていることから、古代ギリシア医学の体液病理学（血液、粘液、黒胆汁、黄胆汁の四体液説）とは基本的な理論からして明らかに異なっている。その点、アーユルヴェーダなど古代インド医学の場合には三要素説（ヴァータ、ピッタ、カパで、それぞれ風、火、湿）を基本とするので、完全に影響を否定することはできないかもしれない。漢方の古典とされる『黄帝内径』[*5]には、精神障害にあたる病名も陰陽に従って「癲《てん》」および「狂」の二種類が記されている。癲は陰病で、今日でいうてんかん発作に、狂は陽病で妄想性障害に相当する。また両者は一括して「癲狂《てんきょう》」とされ、唐代の法律「唐令」では、罪を犯したときに減刑の対象とした規定が残されている。アーユルヴェーダの二大医典のひとつ『スシュルタ全集』[*6]には精神障害を扱った章があり、精神障害を悪魔憑き（憑依）と身体的原因によるものとに二大別している。

したがって、古代ギリシア医学のみならず、中国やインド医学でも精神障害が扱われている点で、古代なりの精神医学が存在したということはできるだろう。ただし、それを近代精神医学と同列に扱うことはできない。なぜなら、上述のように、そもそもの病因論が近代医学とはまったく異なっているからである。それゆえ、厳密には古代の精神障害論が近代のそれの原型である、ないしは直接の起源であるとするのも間違っているだろう。一方、精神病を表わす言葉は古代からあり、第二章以降で触れるように、近代精神医学においても一部はそのまま使われている。またさらに、一部は現代語のなかに生き残っている。こうした点では、精神医学の歴史を古代にまで遡って記述することは正当であり、また必要でもある。もっとも、精神の病いを表わす言葉の語源にまで遡るのであれば、歴史学上の古代という区分に収めることは適当とは言えないかもしれない（この点に関しては第三章注1を参照）。

以上のように、精神医学史の時間的および地理的範囲をどう限定するのかについても、なお確定的な答えは得られていないのが現状である。さらに、その領域的範囲すなわち取り扱う学問的領域の範囲もまた確定していない。たとえば、精神医学と密接な関係をもつ神経学の歴史をどこまでていねいに記述するのか、あるいは神経学以外の医学分野（たとえば脳外科学、小児科学など）、薬学、物理化学、哲学、宗教、思想、政治などの歴史をどこまで含めるのか、また、それらの、いわば周辺史の記述をどこまで加えるべきか――これらすべてのことについても、いまだ確定していない。そうした周辺領域の学問史のなかで、精神医学史に関連するテーマがあれば、それは重要性や必要性に応じて含めるのが本来であろう。

精神医学の歴史においては、さらに特定の疾患や問題にしぼった叙述も可能であるし、またときには必要な場合もあるだろう。いわば「問題史」の形でテーマ別の歴史を取り上げている成書も存在する。たとえば、トリヤ（『ヒステリーの歴史』[*7]）、エランベルジェ（『無意識の発見』[*8]）、などがそれにあたる。さらに、学者・研究者だけに焦点を当てた、いわば学者伝のような体裁をとる人物史書もある。

邦訳はないが、キルヒホフ（『ドイツ精神科医伝』[*9]）、コレ（『偉大な精神科医たち』[*10]）などがその代表的な書物であろう。

しかし、以上のような精神医学史の範囲に関する議論もいまだなされていないのが現状である。おそらく、これらの時代的、地理的、領域的範囲の問題は、精神医学史を記述する姿勢と根本的に関連してくるのであろう。というのも、すでに述べたような、精神医学史を単純な進歩史観のもとで教壇的学問史としてのみ記述しようとするのなら、その時代的範囲は近代以降に大幅に限定されてくるであろうし、地理的な範囲もまた、ほとんど欧米のみに限られてくるであろう。領域的範囲も周辺史（部分史）としては、心理学や哲学よりも神経学のような身体的医学の歴史が中心となるだろう。なお、精神医学全体の歴史（全体史）と、それを構成する部分的な歴史（部分史）との関係については、終章でもう一度取り上げる。

精神医学史を単線的な発達史観のなかに押し込めてしまうと、このように精神医学の歴史もまたきわめて限定的なものとならざるを得ない。もちろん、どこかに限定線を引くことは必要であろうし、それなしには精神医学史の範囲も収拾がつかないほど拡大してしまう。しかし、そうした記述範囲の限定は、精神医学の辿ってきた歴史の事実（正も負も含めて）を覆い隠すためのものであってはならない。また、精神医学に流れ込んでいる思想信条の起源や背景にもある程度の説明が含まれていなければならないであろう。

いずれにしても、精神医学史の範囲を決めることは、前項で述べた精神医学史のあるべき姿をどこに求めるのかという基本的問題と密接に関連しているといえるだろう。

4. 精神医学史の特性

一般に、医学は科学の一分野とされているので、その歴史を扱う医学史も、科学史のひとつと考えられ、一般の科学史として同列に扱われてきた。では、精神医学史はどうなのか。おそらく、大半の精神医学史家は、精神医学史もまた、まったく同様に扱われるべきであると考えるであろう。その理由は、精神医学も医学の一分野だから、というのであろう。しかしながら、このような思い込みも、きわめて危険である。

これまでの科学史は、とりわけ近代以降の自然科学の発展に目を奪われ、その正の側面のみを強調しがちであった。そうなると、科学史全体もまた、過去に遡るほど原始的で暗黒であり、未来へ向かうほど輝かしく明るいという単純で直線的な進歩史観に満ちたものとなる。だが近年では、科学史家の間でも、科学史の負の側面に向き合い、これを記述することが大切であるとの見解も少しずつ出されている。たとえば、金森修の最近の論説[*11]などに見るように、空中の窒素を取り出すことに成功してノーベル賞を与えられた科学者フリッツ・ハーバーが同時に毒ガスの開発者でもあったという事実からしても、科学が人類にとって負の側面を有していることは、間違いがない。

まったく同様に、精神医学に進歩をもたらしたとされる研究にも負の側面がある。たとえば、今日でも実際の治療に用いられている電気ショック療法（ＥＳＴ）は、一方で急性症状の鎮静や改善に資するが、他方では旧ソ連において政治犯の拷問手段のひとつとしても利用されていた。この、旧ソ連における「精神医学の濫用《ミスブラウホ》」も、精神医学史の負の事実のひとつとして検証し記述されなければならない。それを記述から省き、あるいは隠蔽しようとするのなら、それはもはや精神医学史とは言いがたいのではないか。

いずれにしても、精神医学史の特性のひとつは、それが従来から記述されてきたような単純な進歩史観に基づく科学史なのではなく、光と影、正と負の両側面を含む人間の歴史のひとつであり、過去から現在へと向かう流れのなかで必ずしも直線的な進歩を遂げたわけではないという点にある。だからこそ、人は精神医学史からも、一般の歴史と同様に、何かを学ぶことができる。これら重要な負の歴史記述を「裏面史」「背景史」などと軽々しく扱うのは許されることではない。

精神医学史のもうひとつの特性は、宗教、革命、戦争の歴史などとの関わりが濃厚だという点である。それは、おそらく一般の医学史よりもさらに濃い関連性といえる。その具体的な例は以下の諸章で述べるので、読者の方々は本書の読後に、この点をもう一度確認できるのではないかと思う。

精神医学は、他のいずれの医学領域よりも歴史との関連が深い。それは精神医学が個人の歴史をも対象とするからにほかならない。人間は、良きにつけ悪しきにつけ、歴史的な存在である。逆にいえば、その人間を対象とする精神医学もまた歴史的でなければならない、ということになる。であるなら、精神医学の辿ってきた歴史にも、われわれは同様に無関心であってはならない。その歴史をもう一度見直し、そこから何かを学ぶという姿勢があらためて必要であろう。そのためには、単純に出来事を羅列すればよいというものではなく、歴史上の出来事を、その背景も含めて読み解いていかなければならない。おそらく、本書が読者にもっとも伝えたいことも、まさにこの点にあるような気がする。

5. 精神医学の現状とその課題

19世紀に誕生した近代精神医学は、その基本的な骨格を大きく変えることなく現代の精神医学へと連なっている。もちろん、近代があって現代があるからには、その間に何らかの変化・変動があったことは間違いない。それが精神医学史のうえで、どのような出来事であったのかは検討してみる余地はあるだろう。

一般史のうえでは、近現代の境が第一次大戦（1914～1918年）に置かれていることが多い。しかし、精神医学史に関してみると、すでに拙著『精神医学の歴史』[*12]において考察したように、その境界は第二次大戦（1939～1945年）の終わり辺りに置かれるのが適当であると思われる。その理由は、ナチ・ドイツと日本で広範に行われた人体実験が、両国の敗戦によって停止され、ニュルンベルク医師裁判の判決を機に出された「ニュルンベルク・コード」（1948年）により、人体実験のみならず医療全般にわたって現代では一般的となった、患者の自己決定権が尊重される布石が形成されたこと、「向精神薬」と呼ばれる一群の薬剤が精神疾患に使用されるようになって病像や処遇に大きな変化が生まれたこと、などにある。

では、この現代精神医学に残された課題とは何であろうか。ここでは、その中心的な内容をごく簡単にまとめてみたい。

DSM（アメリカ精神医学会）	改定年次	ICD（世界保健機構）	改定年次
DSM-Ⅰ	1952	ICD-6（WHOとして継承、作成の最初）	1948
DSM-Ⅱ	1968		
DSM-Ⅲ	1980	ICD-9	1980
DSM-Ⅲ-R	1987		
DSM-Ⅳ	1994	ICD-10	1992
DSM-Ⅳ-TR	2000		
DSM-5	2013	ICD-11	2019

図1　精神疾患の国際的診断基準とその改定年次

向精神薬の登場は、薬剤の効果を実証的に判定するために、薬剤投与の対象となる精神疾患の診断基準の国際的な統一を促し、WHO（世界保健機構）の作成している国際的疾病分類（ICD）やアメリカ精神医学会（APA）の作成している精神疾患の統計・診断マニュアル（DSM）の改定が進行した。その結果、ICDでは現在第11版（ICD-11、2019、ただし運用は2022年より）が用意され、DSMでは第5版（DSM-5、2013）が利用に供されている【図1】。これらの国際的診断基準に共通する特徴は、何といってもその操作的な診断方法にあるだろう。すなわち、症状の内容やその持続期間などが診断基準（クライテリア）として大きく評価され、該当する項目数によって診断が決定される仕組みをとっている。このような診断方法は、近代精神医学のなかで登場したオイゲン・ブロイラーやアルフレート・ホッへらの「症候群学説」と類似している。

症候群の場合、疾患はさまざまな症状の寄り集まりであるとされ、疾患それ自体の独立性・自立性に対する評価は低い。その逆がクレペリンの「疾患単位説」で、同一の疾患は同一の原因・症状・経過・予後を共有しているものとされる。もっとも、クレペリン自身、のちになって症候群学説を否定することはなくなったのだが。

いずれにしても、精神疾患が症候群であるのか、疾患単位であるのか、その究極の答えはまだ出ていない。これがおそらく、現代精神医学における最大の関心事であり、課題であろうと思われる。現代の脳科学では、精神疾患の成立には、遺伝子、遺伝子発現機構、脳内の神経回路の発達、ニューロトランスミッションとシナプスの分子機構、神経栄養成分など、実に多様な要因が関与していることが示唆されている。そのメカニズムは脳科学の発展とともに次第に明らかにされる一方で、ますます複雑さを増し、かえって答えが見えにくくなる場合も増えているといえよう。しかし、これら脳内の生物学的変化によって精神疾患を説明しようとする立場からは、疾患単位説よりも、どちらかといえば症候群説の方が優位にあるようにも見受けられる（たとえば統合失調症の陽性症状と躁症状との類似など）。

このような脳科学的知見の急増の一方で、精神疾患の姿が時代とともに大きく様変わりしてきたことも精神保健関係者の間では一大関心事となっている。かつては「精神分裂病」と呼ばれ、これぞ精神病の代表とさえされた統合失調症も、その名称が変化したばかりではなく、時代の流れのなかで次第に軽症化し数を減らしつつある。19世紀後半のヨーロッパを中心に現れたヒステリーの流行は、今では影を潜め、ＰＴＳＤやパーソナリティ障害が話題の中心を占めるようになった。しかしそれすらも、近い将来には変化する兆しがある。いったい、精神疾患は時代の移り変わり、社会体制や文化などによってどの程度影響を受けるのか。この点についても終章でもう一度取り上げて考察する。

かつてミシェル・フーコーは、精神病院という施設が刑務所と同様に政治権力によって誕生し歴史に現れたことを指摘し、精神疾患という概念もまた政治や社会の都合によって形成されたものという側面があると述べ、いわゆる反精神医学の魁をなした。その意味では、そもそも精神疾患という概念の存在そのものが疑われるわけであるが、このテーマの歴史記述は本書の第九章にゆずる。

いずれにせよ、今日、「疾患」「障害」「症状」などと呼びならわしているものが、精神医学においては必ずしも最初から自明のものではないことを歴史は示している。それらが、今日では薬物によってある程度コントロール可能になったからといって、身体医学と同じ意味で考えることが本当にできるのかどうか。これも現代精神医学に突きつけられた大きな問いのひとつであるといわざるを得ない。

【注】

＊1　Kraepelin, E. (1917). *Hundert Jahre Psychiatrie: Ein Beitrag zur Geschichte menschlicher Gesittung.* Julius Springer.（岡不二太郎・山鼻康弘訳［1977］『精神医学百年史』金剛出版）

＊2　Ellenberger, H. S. (1970). *The discovery of the unconscious: the history and evolution of dynamic psychiatry.* Fontana Press.（木村敏・中井久夫監訳［1980］『無意識の発見』弘文堂）

＊3　近代フランス精神医学の巨頭エスキロールを指す。その影響はきわめて大きかった。

＊4　ドイツの精神医学史研究者のひとりで元デュッセルドルフ大学医学史教授のアルフォンス・ラービッシュなどの意見。

＊5　『黄帝内径』は紀元1世紀頃に成立したとされる漢方医学の古典で、『素問』と『霊枢』の2編からな

る。癲狂の概念は後者のなかの「癲狂編」にある。
＊6　『スシュルタ本集』は6世紀頃に古代インド医学の知識を集積して成立したとされる。このなかに「精神病」の章がある。
＊7　Trillat, E. (1986). *Histoire de L'Hystérie*. Seghers.（安田一郎・横倉れい訳［1998］『ヒステリーの歴史』青土社）
＊8　Ellenberger、前掲書＊2
＊9　Kirchihoff, Th. (1921, 1924). *Deutsche Irrenärzte, I, II. Bd*. Springer.
＊10　Kolle, K. (1970). *Große Nervenärzte, 1-3. Bd*. 2. Aufl. Thieme.
＊11　金森修（2015. 6. 18）「科学の危機からの目覚め」聖教新聞
＊12　小俣和一郎（2005）『精神医学の歴史』第三文明

第二章　近代精神医学の成立――革命と精神医学

――狂気とは悟性《フェアヌンフト》の誤りである。
（イマヌエル・カント）

1. フランス革命とヨーロッパ啓蒙主義の流れ

歴史の教科書で誰もが知っているフランス革命は、それまでの古い王政（アンシャンレジーム）を終わらせ、自由・平等・博愛の精神に基づく新しい政治社会体制をめざすものであった。革命は1789年パリで起こりフランス全土へ、そして間もなくヨーロッパ大陸の各国へと影響を及ぼしていった。しかし、これだけの大規模な革命が一夜にして突然起きたというのは、明らかに間違いである。そこへと至るまでには、それなりの長さの思想的変革の過程が背景として伏在していた。その最大の変革のひとつが啓蒙思想（主義）である。以下ではまず、近代精神医学の誕生する一大契機となったフランス革命に至るまでの思想史的な流れを、その間の精神医学の歴史的流れとともに、ごくかいつまんで述べてみたい。

啓蒙とは、読んで字のごとく、盲の状態を啓《ひら》くことを意味する（ただし日本語では「開明」という語

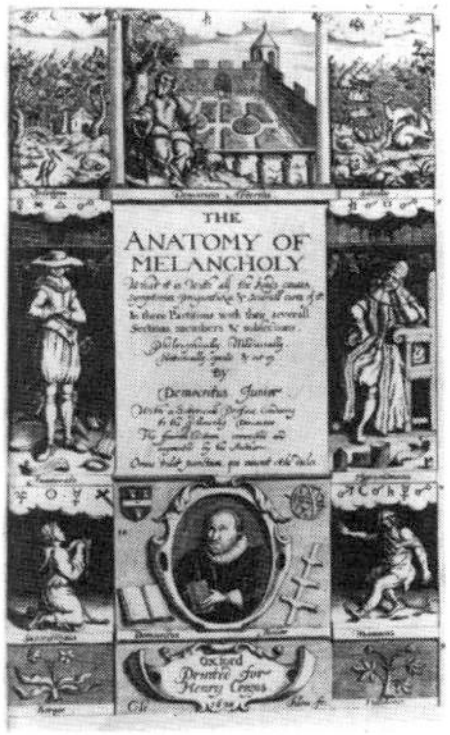

著者ロバート・バートン（1577–1640）はイギリス国教会の牧師で作家。オックスフォードのクライストチャーチ大学で教えた。1621年に著した『メランコリーの解剖』で有名となった。写真は同著の1652年版の表紙である。彼が精神医学史に名を残すのも、ひとえにこの著作の所以であり、それ以外の特別な理由は見当たらない。

図2　『メランコリーの解剖』表紙とその説明

の方が意味上もよく対応する）。まだ識字率の低かったヨーロッパにおいて、学問はなお宗教家や一部の大学などに独占されていた。医学知識などは、その最たるもののひとつである。

古代から中世にかけて学問の世界で重きをなしたのは神学や宗教哲学で、その対をなす自然哲学や科学は相対的に低い地位にあった。後者は一括して「フィジーク」と呼ばれ、それがのちの唯物論や科学的啓蒙思想へと連なっていく。近代以前の医学もギリシア・ローマ以来の古代医学の継承にほかならず、病気の原因ひとつをとってみても、依然として体液の平衡失調に求められていた。たとえば、精神の病にしても、古代ギリシア医学のいう黒胆汁の過剰という純然たる体液病理学の説明しかなく、そのためもあって、精神の病の一部が雑多にされて「メランコリー」すなわち「黒い胆汁病《メラノスコロス》」と総称されていたのである。つまり、メランコリーとは今日にいう「うつ病」だけを意味していたわけではない。このことは、17世紀にイギリスで刊行されたロバート・バートンの大著『メランコリーの解剖』[*1]にうつ病以外の精神病例が多数掲載されていることからもわかる【図2】。しかしながら、メランコリーという場合、そこにはどこか沈鬱な、「静かな狂気」というニュアンスが強く、今日でいう急性精神病のような激しい症状を示す狂気までもがつねに含意されていたとは言いがたい。16世紀ドイツの画家アルブレヒト・デューラーの有名な作品『メレンコリアI』[*2]（1514年）を見ても、そこに描かれた人物はひとり物思いにふけるようなポーズをとっている。決して暴れたり叫んだりするような徴候はどこにも見られない【図3】。このように、いってみれば「静かな狂気としての精神病」の総称でもあったメランコリーが、18世紀に登場する啓蒙主義にとっても欠くことのできない対象となる。

もちろん、メランコリー以外にも精神の変調を表す呼び方は存在した。たとえば、今日ではもっぱら躁病を意味する「マニアー」である。この古いギリシア語の語源は「預言者《マニケー》」である（プラトン[*3]）。したがって、こちらはメランコリーとは違い、医学的意味はもたない。また、古代ギリシア医学では、精神の座は胸部と腹部を分かつ横隔膜にあったとされるので、横隔膜（フレノス）に炎症があると精神病を来すともされ、こちらは「フレニティス」と呼ばれた。ただし、炎症であるので、メランコリーとは違い、もっぱら熱のある精神病を指していた。抗生物質の存在しない古代ギリシアの当時、感染症が疾病構造の最上位にあり、死因の大半を占めていたであろうことは容易に想像できる。もちろん、今日でも脳炎や髄膜炎のような感染症は存在する。そうした疾患に伴い精神症状が現れる場合、われわれは「脳器質性精神病」とする。中枢神経系以外の身体病（感染症に限らない）に伴う精神症状の場合は、これを「症状精神病」と呼ぶ。

マニアーにしてもフレニティスにしても、これらの概念はメランコリーとは対照的に何かに憑かれ

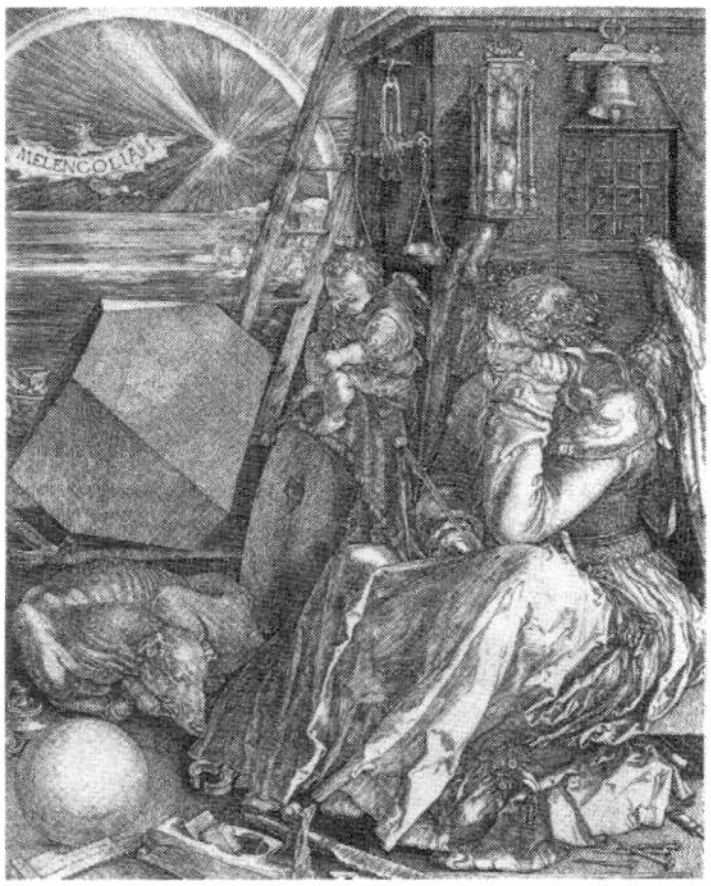

図3　デューラー『メレンコリアⅠ』

デューラーは1514年、母親が死亡した翌年、この「メレンコリアⅠ」（銅版画）を製作する。この絵を巡っては、20世紀に入って多数の解釈が生まれる。絵に描きこまれた星は土星であり、当時の占星術では土星は知性や憂鬱の星とされ、中央の人物の頭には憂うつ（乾）を癒す水草（湿）の冠が見える。また魔方陣も、土星の影響を緩和する木星の象徴とされる（魔法陣の下段に絵の制作年を示す1514の数字が見える）。

＊2を参照。

たか熱があってうわ言を口走るかのような、いわば「騒々しい狂気」である。メランコリーと総称される狂気の一方で、外面的にも明らかにアピール性の強い狂気は宗教的な憑依と見なされることが多かった。とりわけ中世には、悪魔憑きや狼憑き（リュカントロピー）、あるいは満月の影響（英語のルーナティック＝狂気という言葉はこれに由来する）など、神秘的な原因によって起こるものとされた。つまり、メランコリーと総称されるような「静かな狂気」と、マニアーのような「騒々しい狂気」との、おおむね2種類の狂気が概念上ぼんやりと区別されていたというのが、近代に至るまでのヨーロッパの代表的な狂気観であったといえるだろう。

では、この2種類の狂気のうち、前者すなわちメランコリーと総称される静かな狂気が、なぜ啓蒙の対象となったのか、その背景には何があったのかを考えてみよう。そのためには、さらに近代ヨーロッパ啓蒙思想そのものの源流を訪ねてみる必要がある。

2. 宗教改革と対抗宗教改革

紀元前のヨーロッパにおける宗教は、古代ギリシアのパルテノン神殿に多数の神々が祀られていたことからもわかるように、もっぱら多神教だった。そこでは目に見えないもの、すなわち神はあくまでも不可解な存在であり、不可知なものとされていた。そうした神々の存在をあえて擬人化し、わかりやすく物語る手法が神話（レトリケ）である。[*4] これに対して、現実界の可視的な存在について徹底的に議論し、それが何であるかを究明しようとする手法がディアレクティケであり、これが哲学の方法となる。そこで起こったことは神話と哲学の分離であり、後者から唯心論（のちのロマン主義を含む）と唯物論（のちの自然哲学、啓蒙主義を含む）が派生する。

一神教のキリスト教は、紀元4世紀になって古代ローマ帝国で公認されると、ローマ帝国の滅亡後もヨーロッパ全土へ次第に拡大して布教されていった。その布教とともにラテン文字（アルファベット）や古代ローマ文化も伝えられ、文字をもたなかったゲルマン民族国家も、それらによって権威を高め国土を統一していった。中央ヨーロッパに版図を広げたフランク王国のカール大帝（シャルルマーニュ）も文盲であったといわれるが、キリスト教の権威を借りてなかば祭政一致で国を治めた。しかし、本来が多神教のゲルマン民族に一神教であるキリスト教を布教することには、さまざまな困難がつきまとった。

そうした困難を克服する過程で、アルファベットの普及とともに、キリスト教文化に固有の習慣などは多神教文化との折り合いによって広められることになった。たとえば、現在のわれわれも馴染んでいるクリスマス行事は、イエス・キリストの誕生日とはもともと無関係の、古代ゲルマンの冬至の儀式に融合され、神木（ゲルマン神話の聖なる樹）とされるモミの木（常緑樹）が象徴的に使われている。曜日の名称にも古代のゲルマン神の名称が大幅に取り入れられた（日・月などの天体名以外は、火曜日を軍神トール、水曜日を主神ヴォータン、金曜日を女神フリッカなどの名で呼ぶ。ドイツ語の水曜日 Mittwoch は、週 Woche の真ん中 Mitte という意味だが、これはヴォータンの名称がのちに消し去られて生まれた凡庸な呼称である）[*5]。

こうした文化的努力にもかかわらず、アルプス山脈以北での布教活動には長い年月を要し、しばしば地場に根付いていた多神教を「異端」として攻撃し、力によってねじ伏せねばならないことも稀ならずあった。そうした典型例のひとつが、いわゆる魔女狩りであり、異端審問である。もちろん、魔女狩りという歴史事象が成立するためには、当時の中世ヨーロッパで起きていた他の要因も介在している。たとえば、ペストの流行、異常気象（とりわけ16世紀の小氷期）、キリスト教会の堕落などは、いずれもこれまでの研究で指摘されてきた事態である。しかし、それらの事態は必ずしも魔女狩りにだけ特異的に介在していたわけではない。ペストの流行は当時のユダヤ人虐殺に、教会の堕落は何よりも16世紀の宗教改革という一大イベントに深く関連していた。魔女狩りという歴史事象については、これまでにも膨大な文献[*6]が存在するので、本書での立ち入った言及は避ける。もっとも、精神医学の歴史にきわめて大きな影響を与えたのは、この魔女狩りではなく、宗教改革の方である。

ドイツ（当時は神聖ローマ帝国）のマルティン・ルターによる宗教改革は、旧来のカトリックに対して、人間のもつ「信仰の自由」を突きつけ、そのかぎりで選択に関する人間の自由意思を強調したといえる。ルターはまた、当時はラテン語版しかなかった新約聖書をドイツ語に翻訳して一般人にも読めるようにした。ルターが反ユダヤ主義者であったことは脇に置くとして、彼がこれらの点で啓蒙的であったのは間違いない。この宗教改革に賛同した諸侯がいち早くドイツ各地に出現して「新教国」を名乗ったが、そのひとつヘッセン大公国では領内計50カ所のカトリック（旧教）修道院を解体し、そのうちメルクスハウゼン、ホーフハイム、ハイナ、グルナウの４カ所を精神障害者の収容施設とした（１５３０年代）。メルクスハウゼンとホーフハイムは女性専用、ハイナとグルナウは男性専用の施設とされ、４カ所はまとめて「一般施療院（Die hoen Landesspitaeler）」と呼ばれる。これが、ドイツに現存する最古の精神病院の起源となる（このうちグルナウのみは消滅）。この福祉的決断をした大公フィリップは「寛大王《グロースミューティゲ》」とも称される。フィリップ寛大王はまた、マールブルクの修道院を世俗化し、領内最初の大学とした（マールブルク大学）。

この新教側の福祉政策は、旧教側の改革（対抗宗教改革）を誘発し、旧教都市ヴュルツブルクの司教ユリウス・エヒター・フォン・メスペルブルンによる精神病院設置をも結果した（ユリウス病院、１５７９年）。この病院はのちにヴュルツブルク大学精神病院となる【図４】。

いずれにしてもルターの宗教改革は、信仰の自由と聖書のドイツ語訳によって一般人を啓蒙し、いち早く新教（プロテスタント）に改宗したヘッセンと、対抗宗教改革の行われた旧教都市ヴュルツブルクとで一対の精神病院施設を生んだことは、精神医学の歴史上、しっかりと押さえておかねばならな

宗教改革

● フィリップ寛大王
（1504–67）

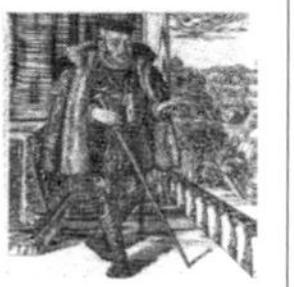

● 一般施療院（ヘッセン/1530年代）
ホーフハイム
メルクスハウゼン
ハイナ
グルナウ

● マールブルグ大学（1527）

Philipps Universität Marburg

対抗宗教改革

● ユリウス・エヒター・フォン・メスペルブルン
（1545–1617）

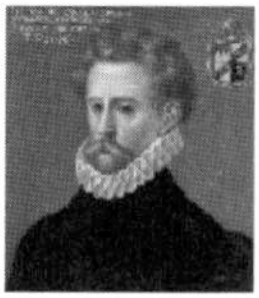

● ユリウス病院
（ヴュルツブルク/1579）

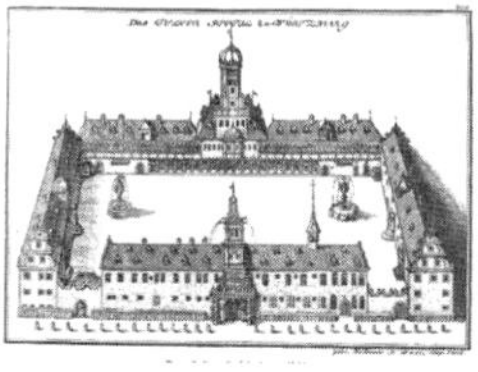

図 4　宗教改革および対抗宗教改革によって生まれた精神病院施設（ドイツ）

い史実である。

3. 宗教改革以降の啓蒙思想

ルターの宗教改革から発した啓蒙思想がもたらしたもうひとつの革新は、ワイヤーによる魔女狩り批判である。ヨハン・ワイヤー（ラテン名はイオアネス・ウィールス）は、ブラバンド地方（当時はハプスブルク領ネーデルランド）の出身で、自身も新教徒であった。魔女狩りが横行し異端審問が荒れ狂っていた当時に、魔女とされた人物のなかに精神病の人間が含まれ、彼らを病人として認めて擁護することは、かなりの危険を伴っていたであろう。ワイヤーにそれが可能性であったのは、おそらく彼が新教徒の侯爵ヴィルヘルム・フォン・クレーフェ・ベルクの侍医という立場にあったからであろう。ワイヤーはその庇護の下で、魔女信仰の強い当時の

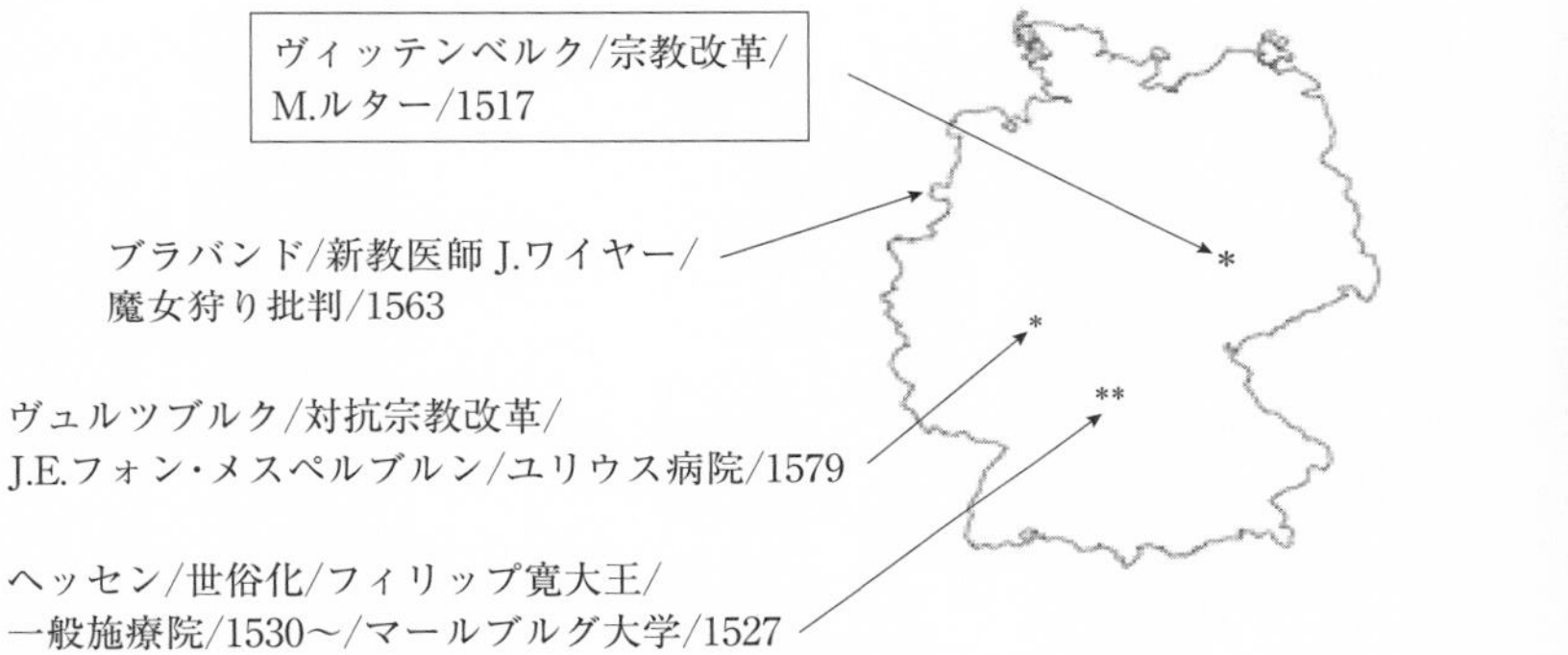

図 5　宗教改革に伴う精神医学史上の主な出来事

知識人のなかにあって医学的立場からそれに反対できたのである。彼の主著『悪魔の幻想について』[*7]（De Praestigiis Demonum, 1563）は、ベルク侯に捧げられている。

ワイヤーはこの著書によって、魔女狩りの対象となっていた人々の多くが、悪魔憑きではなく精神病であること、それは神秘的原因によって起こるのではなく、身体的な疾患と同様に自然の原因によることを強調した。この点ではヒポクラテスや同時代の医師パラケルススと同じようにも見えるが、ワイヤーはパラケルススの粗暴で短気な言動を批判している。

アメリカの医学史家グレゴリー・ジルボークは、このワイヤーの登場をもって「第一次精神医学革命」が起こったとしている。[*8]この時代はヨーロッパの世界観が宗教改革のみならず、大航海時代の到来という画期的な出来事によって大きく変わろうとしていた。そこに旧教的世界観を変えた一連の人物（コペルニクス、カルヴァン、ヴェサリウス、エラスムスら）が登場するが、おそらくワイヤーもその片隅に位置づけることができるであろう。彼は1588年2月24日、ドイツ西部のテクレンブルクで病没した【図5】。

啓蒙主義の流れ

● **16世紀の宗教改革**
ルター/信仰選択の自由
修道院の世俗化/
ワイヤーによる
「第一次精神医学
改革」（ジルボーグ）

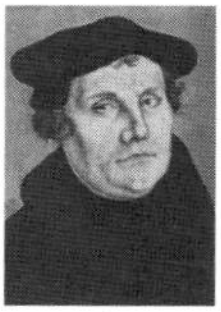
ルター

● **17世紀の科学主義**
デカルト/思考の主体化
ニュートン物理学/
ライプニッツ幾何学/
ガリレオ天文学etc.

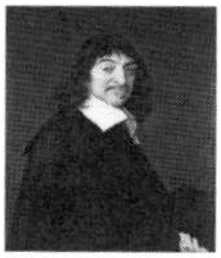
デカルト

● **18世紀啓蒙主義**
カント人間学/狂気は
悟性の誤り
ヘーゲル/主体的意志
の自由
フランス革命

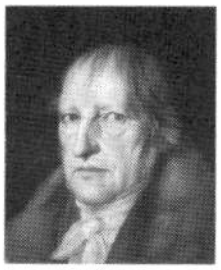
ヘーゲル

ロマン主義の流れ

● **啓蒙主義への対抗運動**
古典主義vsロマン
主義（文学運動）
機械的・科学的vs
生気的・神秘的思潮
理性vs自然

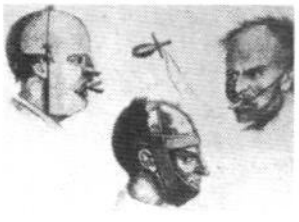
アウテンリートの
拘束面

● **17世紀神秘主義**
錬金術の継続
薔薇十字会の活動

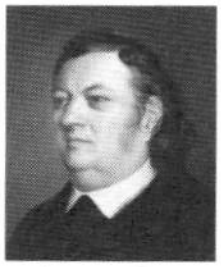
ケルナー

● **18世紀ロマン主義**
ヘルダーリン/ドイツ・
ロマン派文学
ケルナー/ロマン派医学
メスメル/動物磁気→
催眠術

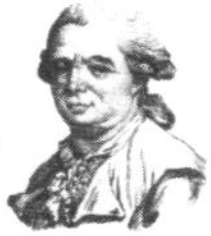
メスメル

図6　ヨーロッパにおける啓蒙主義とロマン主義の流れ

ワイヤーの死後も、ヨーロッパ世界では宗教改革後の新教と旧教をめぐる戦乱が続いた。ドイツ（神聖ローマ帝国）での三十年戦争やフランスでのユグノー戦争がその典型である。そうした混乱を経て17世紀には、ニュートンの力学、ライプニッツ幾何学、ガリレオ天文学などに代表される科学主義ともいえる世俗化が進展した。この流れとほぼ同期して登場するのがデカルトによる新しい哲学であった。

ルネ・デカルトは、とりわけ「我思《コギトー》う、故に我あり（cogito ergo sum）」の言葉で知られている。デカルトがこのテーゼで意味しようとしたことは、何よりも思考（認識）の主体性である。それまでの哲学や神学では、人間の思考は超越者すなわち神から与えられたものという考え方が主流だった。しかし、人間が存在する第一原因は人間自身（＝われ＝主体）の思考にあるというのが彼の主張である。すでに宗教改革ではルターが信仰選択の自由を主張し、その意味で人間に神を選ぶ（主体的な）自由が認められた。デカルトでは、単なる選択を超えて思考の主体性の強調へと進む。この考え方は、すでに次世紀の自由啓蒙主義にみる「主体的な自由意志」に一歩近づいたものといえるだろう【図6】。

4. 18世紀啓蒙主義と近代精神医学の登場

18世紀は新教国プロイセンの世界史への登場によって幕を開ける。この新興国家は、その後の世界史にも、また19世紀になると日本の近代精神医学史にも密接に関わってくるのだが、18世紀を通じてオーストリアやロシアとの戦争に勝って領土を拡げ、啓蒙専制君主として有名になったフリードリヒ大王（二世）が登場して福祉政策を進めた。啓蒙専制君主とは、啓蒙思想の影響を強く受けているものの、政治手法としては絶対主義の流れを引き継いで自らが「臣民の幸福」のために決定を下す指導者のことである。つまり、啓蒙主義という点では哲学者ヴォルテールらに学ぶなど先進的かつ開明的であるものの、その政治手法は旧来の絶対主義を残す点で、過渡的な性格をもった指導者と考えられる。

この啓蒙専制君主は、同じドイツ人国家であるオーストリアにも現れた。女帝として知られるマリア＝テレジアとその息子ヨーゼフ二世がそれで、この両名はオーストリアにおける医療改革にも着手する。とりわけ、ヨーゼフ二世はウィーン市内の古い退役軍人病院を大改築して総合病院

狂人塔（Narrenthurm in Wien）1784–1870

啓蒙専制君主ヨーゼフ二世の私費により、総合病院（Allgemmeine Krankenhaus, 2000床）の北側に５階建て円筒形の建物（左図）として建設され、精神障害者が収容された（250床）。その形状からパノプティコーン（一望円形施設）とする研究者もいるが、右図のように中央からは各室を一望できない。地下からは暖房用の配管が延び、下水管も設置された。1795年より専任医師が派遣され一定のケアもなされて退院する患者もあった。ただし、19世紀後半になって私立精神病院や大学精神病院が現れると閉鎖され、建物のみは現在でも残り解剖・病理学博物館として利用されている。

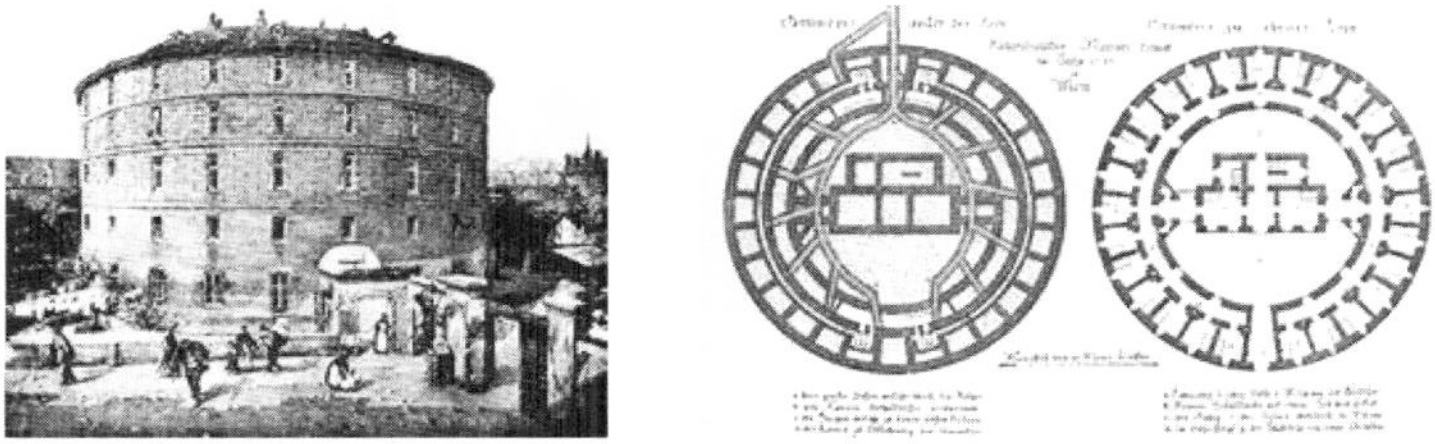

図７　啓蒙専制君主下の精神病院施設の一例

（Allgemeine Krankenhaus）を設置し、同時にその北側に精神病院施設としての「狂人塔」（Narrenthurm）を設けて精神病者の収容を行った。この狂人塔は、その特異な形からイギリスのジェレミー・ベンサムが考案した一望円形型刑務所施設（パノプティコーン）の一種と考えられてきたが、【図７】に示すように５階建てのどの階でも中央から各部屋を展望することはできない。また、この施設には総合病院から医師も派遣され（のちに常勤となる）、一定の治療もなされて退院する患者もあったことなどから、純然たる拘禁型施設ではなく、病院施設のひとつだったと考えられる。[*9] ただし、その人目を引く形からもわかるように、ほぼ完全な閉鎖型施設でもある。同型の施設は、その後プラハにも設けられた。

すでに拙著『精神病院の起源』[*10]（１９９８年）で詳細に記したように、精神病院史のうえでは、精神病院の起源には洋の東西を問わず大きく宗教型施設と拘禁型施設の2つがあることが明確になった。この両者から精神病院が派生するのだが、狂人塔はまさに拘禁型施設から精神病院施設へと変化する過渡的な性格の施設であったといえるだろう。この過渡的な施設が、啓蒙専制君主という、これまた絶対主義から自由啓蒙主義への過渡的な性格の支配者のもとで作り出されたのは、決して偶然ではない。

しかし、ヨーロッパ各国に19世紀の「治療院」を名乗る精神病院施設が建設されていくためには、次に述べるフランス革命とそれに相前後する時期に行われた「鎖からの解放」を待たねばならなかった。

その前にわれわれは、「啓蒙主義がいかにして狂気、それも静かな狂気を対象とするようになったのか」という重要な問いについて考えてみなければならない。なぜなら、近代精神医学の誕生を告げるという「鎖からの解放」も、したがって近代精神医学そのものも、この問題を通過しなければ成立しなかったと考えられるからである。そして、この問題を解くうえでのキーパーソンこそ、ドイツの哲学者イマヌエル・カントである。

5. カントの『人間学』と静かな狂気

ドイツ観念論哲学の巨匠カントは近代啓蒙主義の完成者ともいわれるが、やはり啓蒙専制君主を生んだプロイセンの王都ケーニヒスベルク（現カリーニングラード）で生まれ、生涯そこを出ず、大学

（哲学）教師の仕事を続けて79歳で病没した。

カントは、はじめライプニッツの自然哲学やニュートン力学に影響され天文学に興味をもつ（『太陽系の起源』）が、やがて人間そのものの精神界に目を転じ、人間がものごとを認識するプロセスに注目するようになる。その研究の過程で、人間の思考を規定する理論理性と、道徳や意志に関与する実践理性とを分かち、前者は悟性・感性からなり、さらに悟性には概念・判断・推理能力が、感性には感覚・直観力がそれぞれ属していると規定する。そのうえで各理性や判断力の限界を吟味したものが、彼の有名な批判哲学（『純粋理性批判』『実践理性批判』『判断力批判』）である。このような人間精神の理解は、必然的に心理学の領域と重なり、彼の人間学へと結実する（『実践的観点からみた人間学』1798年[*11]）。

そのなかで、カントは「狂気」の問題へも当然足を踏み入れる。カントにとって「狂気」とは、端的にいって悟性（Vernunft）または認識（Erkenntnis）の障害（誤り《イルレ》）である。人間に厳密で冷静な思考を展開させるはずの悟性が狂気においては障害を被っている――これがカントの精神病論の主柱といってよい。

すなわち狂気は、もはや単なる身体病のように精神以外に原因をもって現れるものではない。いわんや、悪霊や神罰のように、人間の外部に存在する何者かの仕業などでもない。それは人間精神の内部に備わった悟性の障害にほかならない。カントによれば、発熱に伴うせん妄や、てんかんの狂暴発作など、明らかにアピール性の強い外面的な異常行動は「精神病」（Verrücktheit = Manie）には含まれない[*12]。カントが狭義の精神病として挙げるのは、次の3種類である。

（1）心気症（Hypochondrie = Grillenkrankheit）

（2）メランコリー（Melancholie）

（3）発熱のない妄語（Irrereden）

そして、この最後の妄語こそが、カントにとっては精神病の中核であり、それは判断力と理性の誤りにほかならない（上記3種のうち、メランコリーは部分的狂気とされ重視されない）。この妄語は、さらにアメンチア（Unsinnigkeit）、デメンチア（Wahnsinn = Tollheit）、インサニア（Wahnwitz）、ヴェサニア（Aberwitz）の4種の病態に分かたれるが、いずれも観念・理性・判断力の誤りに基づく妄想的障害を指している。それは他人や世間一般の常識（sensus communis）からは大きく隔たった「自分だけの世界（sensus privatus）」に閉じこもってしまったがゆえに生じる。これは当人にしか理解できない自閉的・自己愛的な世界であり、そこでは通常の理性は働かず、患者は奇妙な妄想の世界に没入している。

では、カントがいうこうした精神病は、現代の精神医学の診断名でいうと何であろうか？　心気症は、おそらく現代精神医学の国際分類における不安障害と大きな差はないであろう。メランコリーもまた、カントの文脈では同様に気分障害にほぼ当てはまるものと思われる。問題は、現代では聞きなれない「発熱のない妄語」という3番目のカテゴリーであるが、その症状が今日の妄想と同じであれば、それは妄想性障害に該当するといえるかもしれない。しかし、この症状が単に「一般の常識」から逸脱した自閉的な考えを広く意味するのであれば、それは妄想性障害を超えて今日のパーソナリティ障害をも含めた一連の疾病スペクトラムに相当するとも考えられる。また、この症状からは妄想型統合失調症の一部とも重なるものがあるだろう。

すると、カントのいう「発熱のない妄語」とは、熱に浮かされた騒々しい狂気ではなく、妄想以外の点では正常な知的・精神的機能を保った妄想性障害、それに妄想型パーソナリティ障害および一部の統合失調症など、もっぱら静かな狂気に対応したものといえる。そしてカントはこの静かな狂気こそが精神病であり悟性の誤りであるとして、その誤りを正すことが治療であると考えた。また、その役割は医師ではなく哲学者にあるとした。

重要なことは、カント哲学において「狂気は治る」とされたことであり、その狂気とは「静かな狂気」に該当するものだったことである。

6. 鎖からの解放——精神医学における自由と拘束

ここでようやく、本章冒頭で触れたフランス革命に行き着く。これまでの精神医学の歴史では、このフランス革命を機に、パリのビセートルおよびサルペトリエールの両施設で、鎖につながれて監禁収容されていた精神病者の鎖を、医師フィリップ・ピネルがはじめて解いて自由の身にしたことが、近代精神医学の端緒とされてきた。その動機と思想も、フランス革命と同じ自由・博愛・平等の精神にあったと繰り返されてきた。ビセートルとサルペトリエールは精神病者のみならず犯罪者、売春婦、乞食などを一緒くたに収容する隔離拘禁型の施設であり、一般施療院（Hôpital général）と総称され、前者が男子、後者が女子専用の施設とされていた。ともに、絶対主義下のブルボン王朝ルイ十四世統治下において王都パリの治安維持の目的から設置されたといわれる。

精神医学史のうえではなかば通説とされる、以上の記述に果たして誤りはないのかについて、まずは検証してみよう。

ピネルによる鎖解放の事績に関しては、すでに拙著[*13]でも何度か批判的に検証しているが、それが「フランス革命を機に、史上はじめて行われた」とするのは明らかに間違っている。その理由は、フランス革命（1789年）よりも以前の時点で、すでに鎖からの解放事績が史料上も存在するからである。その一方で、ピネルによる事績の正確な年月日は不明のままで、いくつもの説が残されているにすぎない。ピネルが最初に鎖を解いたとされるビセートルについても多数の見解がある。代表的なものだけでも、フランスの精神科医リシャールはこの事蹟を1791年、ドイツの医学史家ジゲリスト、精神科医ヴァイガント、内科医ヴンダーリヒ、それにピネルの息子シピオン・ピネルらは1792年、スイスの医学史家アッカークネヒト、ドイツの精神科医パンゼ、フランスのスムレーニュらは1793年、ピネルの弟子にあたるエスキロールは1794年、ドイツの精神科医で医学史家のレーアは1797年、さらに、ドイツのロラーおよびダメロフ、アメリカの医学史家ギャリソンらが1798年の説をとっている。また、現在のサルペトリエールのホールに掲げられている「ピネルによる鎖からの解放」を描いたロベール＝フリュ－リーの有名な油彩画（1876年制作！）は、その年を1795年としている。ただし、以上のどの説においても、その月日に関する言及はまったくない【図8】。

「サルペトリエールで鎖を解くピネル」（トニー・ロベール＝フリューリー、原画は1876年制作）には多くの模倣作があり、右はその一つ（画面下方に柵が見えることに注意）。いずれにしても、描かれたのは解放のあったという事績から80年前後が経過した後のことである。

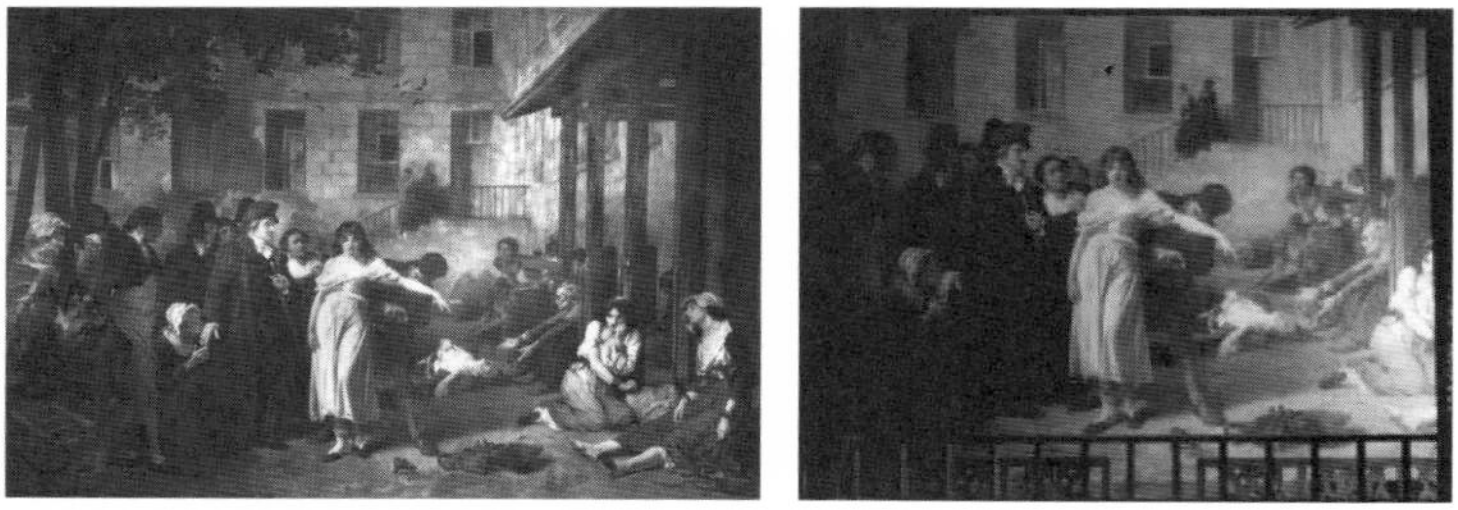

図８　ピネルによる鎖からの解放を描いた絵画

このように、ビセートルおよびサルペトリエールにおけるピネルの解放事蹟は、少なくとも資料上からは、その年月日を特定できないのである。もっとも早い説である１７９１年（リシャール）説に従うとしても、それはイタリアのキアルージが行ったフィレンツェの聖ドロテア精神病院における入院患者の鎖からの解放＝１７８５年、スイスのヨリーによる解放＝１７８７年、などよりも後のことになる。また、もっとも遅い説の１７９８年説（ギャリソン）では、イギリスのテュークによるヨーク・リトリートでの鎖廃止＝１７９６年よりも遅い【図９】。

いずれにしても、ピネルだけをもって「鎖からの最初の解放者」とすることには無理があろう。こうした年代的考証を別としても、ピネルの最初の解放事蹟が行われたとされるビセートル病院では、後述のように、１８０９年になってもなお患者が鎖でつながれていたとする見学者の報告すらある。歴史家ならずとも、このような解放事蹟に対しては強い疑いを差し挟まざるを得ないだろう。ヨーロッパにおける最初の解放事績がいつ、誰に

ヴィンセンソ・キアルージ（1759–1820）

フィレンツェの聖ドロテア病院で精神病者を鎖から解放/1785–88

その後、同地の聖ボニファチオ病院でも解放を行う/1788

アブラハム・ヨリー（？－？）

ジュネーヴの施療院で精神病者の鎖からの解放を行う/1787

ウィリイアム・テューク（1732–1822）

開放型施設ヨーク・リトリートの創設/1794–96

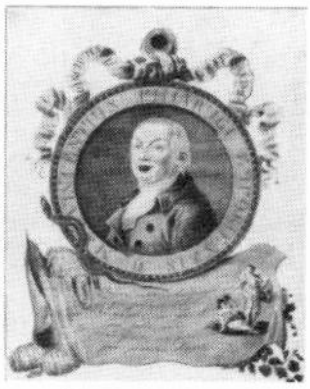

キアルージ

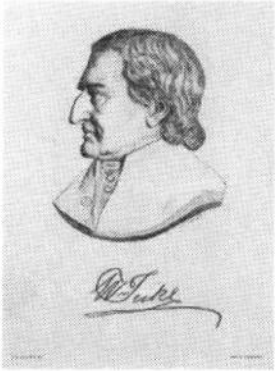

テューク

図９　患者の鎖からの解放：ピネル以前

よって、どこで行われたのか――この問いは歴史的にもなお未決着であり、それを解明しようとする研究も少なからず行われてきた。[*14]

フランス革命直前の１７８８年の時点で、ビセートルに収容されていたのはおよそ１８００名の男性で、そのうち精神病者は92名、痴呆患者１３８名、てんかん患者が15名となっている。[*15]それゆえ、のちにピネルが解放したとする「40名の精神病者」は、これら多数の収容者のごく一部にすぎなかった。逆にいえば、残りの大多数の被収容者は解放されなかった。少なくとも、実際に「40名」が解放されたとすれば、そこには明らかに解放するかしないかの基準が存在したわけである。つまり、ピネルらから見て、解放しても危険性のない患者だけが、あらかじめ選ばれたうえで鎖を解かれたのである。

では、その基準とは何であったのだろうか。まさにこの点にこそ、「患者の鎖からの解放」

という出来事の医学史的な意味があったはずだ。すなわち、「危険な狂気」と「安全な狂気」とのきわめて素朴な客観的分類が、そのときすでに存在していたということである。――そして、まさにこの点で、前述の「騒々しい狂気」と「静かな狂気」との2つの分類に関わる、18世紀末に登場した新しい狂気の評価軸が、再び姿を現すことになる。

乏しい資料から推測するのなら、少なくともピネルのこの観察眼は、おそらくビセートル着任以前にピネル自身が訪問医として勤務していたベロンム保養院（La Maison Belhomme）での臨床経験に基づいているように思われる。パリの大工職人ベロンムによって、1785年に開かれたこの私立の精神病院（40床）には、治療費の支払いが可能な富裕階層の患者が収容され、鎖はもちろんのこと、大半の拘束具ももとより使用されることはなかった。約5年間にわたる勤務のあいだ、ピネルがそこで見出した精神病者とは、基本的になんら拘束の必要性をもたない「静かな狂人」にほかならなかったのである。

7. 精神医学史における自由と不自由

精神病者の鎖からの解放という、近代精神医学の成立にとってきわめて重要な歴史事象がクローズアップされたわけであるが、ここでさらに、この問題をもう少し深く考察してみたい。というのも、本書の最終章で取り上げる反精神医学の議論も、この事柄を出発点のひとつにしており、一般的に見ても近代精神医学成立の史的条件として、その歴史的な意義は計り知れないからである。

フーコーの主張するように、鎖で縛られる以前の精神病者が本当に「自由闊達な存在」であったのか、あるいは解放によって道徳的な鎖で再び拘束されてしまったのか、などの問題はさておき、ここでは拘束（不自由）と解放（自由）をもう少し広く一般的な問題として取り上げてみたい。

人間にとって自由とは何かという問いは、哲学の領域においても簡単に答えの出るものではない。しかし人間は通常、日々の暮らしのなかでも不自由な思いを抱きながら過ごしているのだから、そうした不自由さのない状態こそが自由であり、また憧れでもあるとは漠然と感じているであろう。つまり、何の縛りもない状態が自由のはずであるが、それは日常のものではなく、逆に不自由こそが日常のものといえる。人はこの世に生まれて生きていること自体が不自由の只中にあるともいえる。だからこそ、死は一種の「解放」（永遠の自由）であるとの比喩が生まれるのであろう。

しかしながら、逆に死という状態は、もはや自由で主体的随意的な動きもない無動状態なので、究極的な拘束の状態にあるともいえる。拘束というのは、生きている状態で行動の自由を剝奪することであるが、死んでしまえば永久に行動できないのであるから、死は「永遠の拘束」といえないことはない。それに比べれば、たとえば、手足を縛る、ベッドに縛り付けるなど、行動の自由を制限することは、いつかそのような縛りを解く可能性を残すことになるので、その分だけ拘束の度合いは低いと考えられる。さらに、身体の一部を拘束するのではなく、鍵のかかる部屋に閉じ込める（精神医療でいえば保護室などへの収容）、あるいは部屋から出る自由は認めても、建物の外へ出る自由を認めない（同じく閉鎖病棟への収容）などは、一段と拘束の程度の軽いものといえる。それ以上に拘束のない状態なら、行動に外的な縛りのない状態ということになり、精神医療のうえでは通院治療（外来医療）

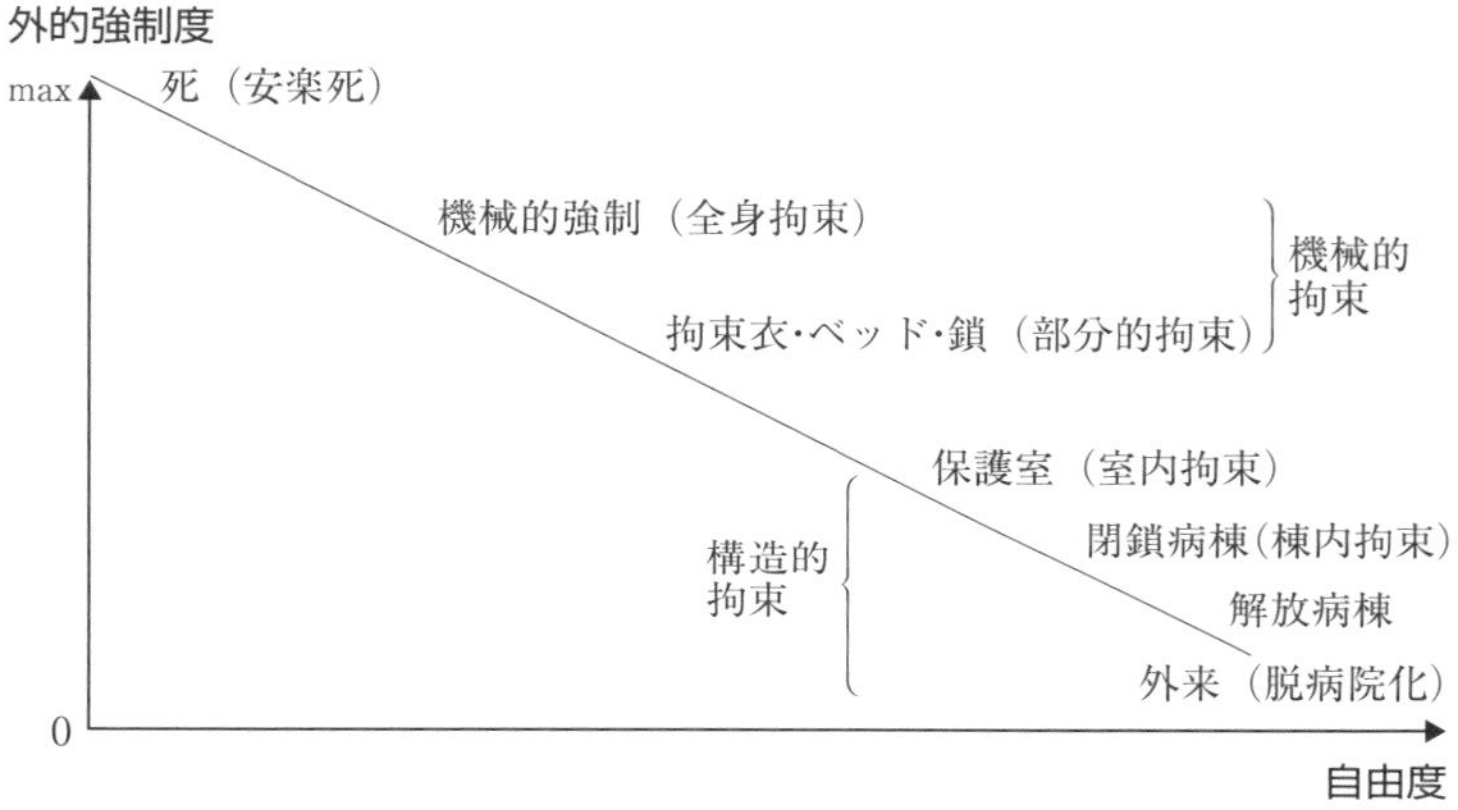

図 10　精神医学における自由と拘束

ということになろう。

このように拘束にもいくつかの段階が考えられ、それを実際の精神医療に対応させてみれば【図10】のようになるだろう。

そこで、鎖からの解放という事態をあらためて精神医学史のうえで考えてみると、それはすでに述べたように自由啓蒙主義と平等主義を背景として行われた事績であると同時に、解放することの可能な静かな狂気に対する選別眼と、そうした狂気は治るとする啓蒙哲学との合流の結果であるともいえる。

いずれにしても、精神医学の歴史においては、自由と拘束をめぐる問題が繰り返し現れてくる。そうした歴史を分析することは、そこからより本質的に人間にとっての自由と不自由について考える糸口を与えることにもつながるであろう。また、さらに敷衍するのなら、精神医学のもっとも根底的な問いである「異常と正常」、「狂気と正気」とは何かという問題にまで関わることになろう。

8. 革命と精神医学

革命とは、その大小を問わず、社会的な立場の逆転をいう。すなわち、貧しい者が富める者へ、虐げられていた者が虐げる者へ、被抑圧者が抑圧者へ、等々さまざまの逆転を意味する。われわれは本章で、主に近世と近代の精神医学史の流れを記述してきた。それは精神病者の収容施設、施療院、狂人塔、精神病院の建設、鎖からの解放など、精神病者への処遇改善の流れを示しつつ、近代精神医学の成立へと至るものであった。

16世紀、近世の初頭でローマン・カトリック（旧教）教会の一極支配に対する革命的な抗議《プロテスト》として起こったルターによる宗教改革は、同時にヨーロッパにおける一大啓蒙活動として拡散し、旧教修道院の世俗化から一般施療院を生み出した。また、ワイヤーによる魔女狩り批判を引き出し、のちのジルボーグに精神医学史上の「第一次精神医学革命」とまでいわしめることとなった。18世紀末に起こったフランス革命は、それまでの封建制度下での絶対主義王朝に対する叛逆だったが、18世紀の自由啓蒙主義のひとつの帰結であったともいえる。革命に相前後して各国で精神病者の鎖からの解放があり、19世紀に入ると近代精神病院が次々に誕生し、近代精神医学もまたそこから生まれ、体系づけられていくことになる。

さらに、20世紀前半に出現しナチズム運動が生んだナチ革命は、第一次大戦での敗戦国ドイツにおいて過酷な賠償金取り立てに対する抗議活動およびその根拠となるベルサイユ条約否定を叫んで起

宗教改革（1517）

「第一次精神医学革命」（ジルボーグ）
一般施療院、ユリウス病院の開設

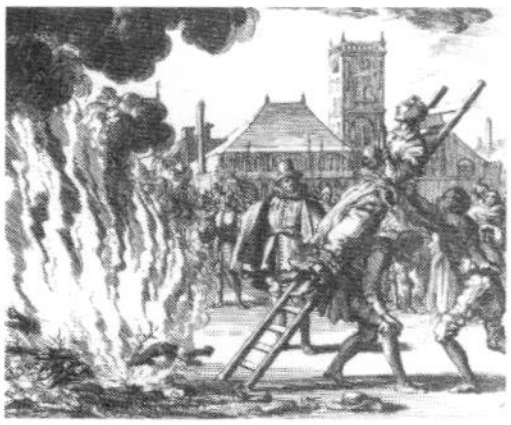

フランス革命（1789）

近代精神医学の登場
治療院の開設
精神医療法の整備

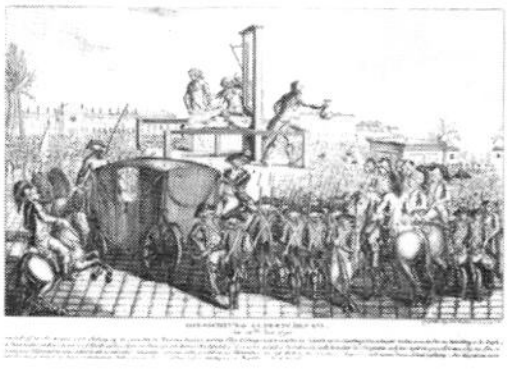

ナチ革命（1933）

ナチ断種法
精神障害者「安楽死」（T4）
ホロコースト
近代精神医学の終焉

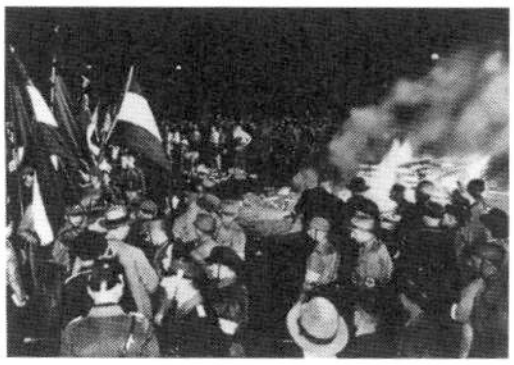

図 11　精神医学と革命

こった。その結果は、第七章で大きく取り上げるナチズム期の「安楽死」作戦に帰結する。この精神障害者大量殺人という歴史的な事象をもたらしたのも、ナチ革命という革命にほかならない。ただし、フランス革命が啓蒙主義を土台にした革命であったのに対して、ナチ革命は明らかにロマン主義的革命であった。ナチズムがめざしたものはフランス革命の「自由・平等・博愛」とは逆に「不自由（強制）・差別・支配」であった。そして、両者の帰結もまた、精神障害者にとってはまったく逆の結果となった。すなわち、フランス革命では「患者の鎖からの解放」が起こったのに対して、ナチ革命の結果は患者の「安楽死」（大量殺害）となった。

このように、精神医学の歴史を通じて現れる大きな変化に際しては、一見精神医学史とは無関係に見える革命という歴史事象がその背後に横たわっていると考えられる。いま、本章の最後に、このことをまとめとして整理し図表化しておく【図11】。

本章の冒頭で述べたように、革命はどれも一日にして突然成ったのではない。そこに至るまでには、精神医学とは直接関係ないとこれまで考えられてきた思想史的な流れが伏在している。革命も、また、革命の結果として起こった精神医学史上の出来事も、すべてその延長上にはじめて出現してくる。こうした流れを押さえておくことは、精神医学の歴史を理解するうえでも不可欠のことといえるだろう。精神医学の歴史に一見唐突に現れてくるように見えるさまざまなトピックスに対しても、それが何であれ、単独で何の脈絡もなく突如として出現したかのような受け止め方をしてはならない。それは、たとえば一般史でいうなら、あたかも12世紀の終わりになって鎌倉幕府が突如出現したというような稚拙で乱暴な記述と本質的になんら変わらないものである。

革命というものは、それが何であれ、多少なりとも時代を変えるだけの力をもっている。別の表現をすれば、歴史上に出現する革命という事象をひとつの岐路として、その前後で物事が大きく動くということである。また、このことが、一般史と同様に、あるいはそれ以上に、精神医学の歴史にも当てはまるということである。

【注】

＊1　Burton, R. (1621). *The Anatomy of Melancholy*. London.

＊2　この絵画に関する図像学（イコノグラフィー）は、第二次大戦後にドイツを中心に進められ、多数の著書や論文が現れた。絵画のテーマ（メランコリー）についても多くの議論があるが、それまでは無口で不活発な「憂鬱質」として軽視されていたメランコリーが、芸術や学問に対する創造的天才として再評価されるようになったという当時の価値観の逆転に基づいて、テーマ化されたとするものが多い。デューラーはイタリアにも滞在していたので、ドイツより一足早く人文主義の開花したイタリア・ルネサンスの影響を受けたことは間違いないであろう。しかし、デューラー自身もこの作品の制作を前にして母親の死を体験しているので、彼の精神状態が反映されたとみる研究者もいる。また、デューラーは宗教改革者ルターとも交流があり、晩年には自らも新教へ改宗した。いずれにしても、メランコリーの寓意像である中央の人物（女性とされる）に翼が描かれ、天使のような像が左に加えられていることから、死が象徴的に描画されているのは間違いないであろう。そのほか、画面の左上には憂鬱質をもたらすとされた土星の怪しい光、憂鬱を癒すとされた水草の冠、呪力をもつとされた魔法陣など、興味深い対象が多数描きこまれており、それらの解釈にも多くの議論がなされている。しかし、古代ギリシア医学以来、メランコリーの病因とされた冷・乾の象徴、土星、黒色（黒胆汁）、死などが巧みに描写されていることから、分析するには単なる美術上の知識だけでは不十分である。ここでは文献としてハルムート・ベーメ、加藤淳夫訳（2005）『デューラー《メレンコリアⅠ》——解釈の迷宮』三元社のみを挙げておく。

＊3　藤澤令夫（1984）『プラトン「パイドロス」注解』岩波書店

＊4　レトリケとは今日でいうところの修飾話法であるが、元来は神秘的で不可視なものを表現するための話法であり、その典型が神話である。しかし、不可視な存在（たとえば精神）を叙述しようとすれば、自ずと客観的事実とは異なる主観的で想像に働きかけるような表現を用いなければならないので、こうした話法が主としてのちのロマン主義文学に引き継がれたと見ることもできる。

＊5　曜日の起源はユダヤ教にあるとされる。すなわち、旧約聖書・創世記にある神が世界創造の仕事を6日

続けたのち1日を休養日としたことにはじまる。それは7曜の土曜日（シャバト）にあたり、今日でもユダヤ教の安息日（完全休養日）とされている。この7曜制は、日本では明治期に取り入れられ、天体の名称が当てられた（欧米流に日曜日が休日とされた）。しかし、たとえば、日本語の水曜日にあたる英語 Wednesday に水（Water）の意味はなく、「風」を意味する Wind（語源はインドヨーロッパ祖語の語根 vat- に由来、ヴォータン（Votan）神も風の神とされる）が当てられている。

＊6 上山安敏（1983）『魔女とキリスト教』（人文書院）などを参照。

＊7 Wierus, I. (1563). *De Praestigilis Demonum*. 英語版のリプリントは Binz, C (1976). Dr. Johann Weyer. Arno Press. を参照。

＊8 Zilboorg, G. (1941). *A History of Medical Psychology*. Norton.（神谷美恵子訳［1958］『医学的心理学史』みすず書房）

＊9 グローマー小百合（2016）「ウィーンの〝狂人塔〟」放送大学大学院修士論文

＊10 小俣和一郎（1998）『精神病院の起源』太田出版

＊11 Kant, I (1977). *Schriften zur Anthropologie, Geschichtsphilosophie, Politik und Pädagogik, 2*. Suhrkamp.

＊12 Kant, I., ibid., 124ff.

＊13 小俣和一郎（2002）『近代精神医学の成立』人文書院、同（2005）『精神医学の歴史』第三文明

＊14 Jetter,D. (1971). *Zur Typologie des Irrenhauses in Frankreich und Deutschland*. Steiner. 18ff.

＊15 代表的なものをひとつ挙げるなら Müller, Chr. (1988). *Wer hat die Geisteskranken von den Ketten befreit*. Edition Das Narrenschiff.

第三章　薬物療法と生物学的精神医学

——精神病は脳病である。
（ヴィルヘルム・グリージンガー）

1. 狂気の在り処

日本語の「精神」とか「心」という言葉で意味されるものが、身体と同じように病気になって「精神病」や「異常心理」が出現するという、いわば医学的な考え方が台頭してくるのは、明らかに近代以降のことである。[*1]

しかし、それでも精神や心は目に見えないので、身体のどこか特定の部位に同定する必要が生じる。もし、それが特定されれば、その部位が病気になって精神病が現前すると考えることができるからである。

近代精神医学は、その部位を脳であるとした。こう書くと、古代ギリシア医学でもヒポクラテスは当時「神聖病」といわれていたてんかんを脳の病気であるとしたではないかという反論があるかもしれない。しかし、ヒポクラテス（医学史のうえで「医聖」とされているこの人物が本当に実在したかは別として）が述べているのは「脳の粘液の異常」であって、脳そのものの異常としたわけではない。すでに述べたように、古代ギリシア医学は体液病理学であり、現代医学のように特定の臓器や細胞の病理学とはまったく異なる体系に基づいていた。しかも、精神の在り処は脳ならぬ横隔膜（フレノス）など、脳以外の臓器にあるとされていた。横隔膜は胸腔と腹腔を分ける境目に位置するが、日本語でも昔から「はら（腹）」という言葉で心の状態を表現する（「はらが立つ」「腹黒い」「はらに一物」など[*2]）。古代中国医学では「こころ（心）」という漢字が心臓の象形文字であるように、精神の在り処は心臓とされた。このように、脳以外の腹部・横隔膜・心臓など、身体のいろいろな臓器に心の座があるとする考え方は古くから洋の東西を問わずにある。

では、近代精神医学の登場した19世紀のいつごろに脳という臓器が精神の在り処とされ、精神障害の座とされたのであろうか？　――近代精神医学の生みの親のひとりとされるフランスのピネルは、精神病が脳の病気であるとは明記していないものの、おおむね肯定していた。はっきりと記したのは、やはりフランスの精神科医ジャン・ジョルジュである（『狂気について』１８２０年）。しかし、精神医学史のうえでもっともよく知られているのは、何といってもドイツのグリージンガーが著した精神医学教科書[*3]（１８４５年）のそれである。

この教科書の冒頭でグリージンガーは次のように記している。

症状を理解する最初の一歩は、その局在を知ることからはじまる。どの臓器が狂気現象の背景にあるのか？　――つまり、どの臓器が狂気の成立にとって、つねに重要であると認識されるべきであるのか？　――その答えこそ、精神医学全体にとっての第一の前提でなければならない。

> 生理学と病理学の知識は、その臓器こそ脳であることを示している。それゆえ、われわれは精神病をつねに脳の病い（Erkrankungen des Gehirns）であると考える。

いずれにしても、グリージンガーに至って狂気の在り処が身体内の臓器、それも脳であることが明言されたことに、近代精神医学のなかの大きな潮流の一方、すなわち生物学的精神医学の出発点のひとつを見ることができる。

19世紀も後半に入ると、脳という臓器の微細な構造が次第に明らかとなる。それは、顕微鏡性能の向上という光学技術と、神経細胞の染色という化学技術の発達が相まった結果であり、ミクロのレベルで脳の解剖学的構造が判明していったためである。グリージンガー以降になると、脳の解剖は飛躍的に進歩し、産業革命に伴って出現したさまざまの先端技術を応用して、組織切片を正確に切り出し、ほどよく染色し、感度のよい顕微鏡で観察することが可能となる。また脳埋め込み式の電極が開発され、動物の脳に埋め込んで電位を測定できるようになった。そうした新技術によって、脳内を走る神経繊維の走行経路が明らかにされ、大脳皮質各部位の機能が次第に明らかとなる。それとともに、脳のどの部位の障害によって、どのような特定の症状が生まれるのかという疑問もまた新たに生まれる。そうした研究の一範例《フォアビルト》こそ、ヴェルニッケによる感覚失語と感覚性言語中枢の発見である。

グリージンガーのテーゼ「精神病は脳病である」をそのまま追究したカール・ヴェルニッケは、グリージンガーがなお疑いの目で見ていた脳の局所性病変に精神症状の原因を見出す――感覚性失語中枢の発見（1874年）がそれである。ヴェルニッケはグリージンガーよりも約30年あとの生まれで、ウィーン大学精神科教授マイネルトについて脳解剖学を学んだ。マイネルトは脳の神経繊維の連絡路を精力的に解明しつつあり、まさにグリージンガーがなお不明とした脳内の神経伝達経路を解き明かそうとしていた。そのあとを受けてヴェルニッケは、脳内部における反射系をグリージンガーよりもはるかに具体的に構想する。ヴェルニッケによれば、それは精神感覚系－精神内界－精神運動系であり、そのどの場所に病巣があるのかによって精神病の種類が異なるのである。これは明らかにグリージンガーの「特定の病巣が特定の精神疾患に対応するとまではいえない」とする指摘を大きく超え出るものであった。

こうしたヴェルニッケの学説は「大脳局在論」と呼ばれ、その弟子カール・クライストによってさらに発展される。すなわちクライストは、それまでヴェルニッケが観察していた大脳皮質のみならず、脳幹部を病理学的に重要な部位として加えた。クライストによれば、精神病は大きく皮質性と脳幹性に大別できる。むしろ脳幹の病変に基因する精神病の方が一般的である。また脳幹は皮質よりも古い起源をもつことから、皮質の病変も脳幹の古い機能を顕わにして、それが精神病の症状につながる。このようなクライストの学説は、イギリスの神経学者ジャクソンの層次理論（ジャクソニズム）に近く、「局在論的構造論」と呼ばれる。ジャクソニズムについては次項で述べる。

いずれにしてもグリージンガーにおいては、脳そのものの内部構造はまだ未解明でトワイライト・ゾーンに属していた。ヴェルニッケでは、それが大脳皮質および内部の繊維連絡の形で明瞭化する。クライストでは、さらに脳幹が加わることによって病巣部位が拡大する。グリージンガーは心理的要因を含めて精神病の原因を多様なものとして捉えたが、ヴェルニッケやクライストは脳の特定部位の病巣に原因を求める。病巣の部位に応じて各種の精神症状（つまり巣症状 Herdsymptome）が発生するのである。したがって、ヴェルニッケでは「精神病＝脳病」はすでに確定したものとなる。

ちなみに、グリージンガーとほぼ同時代を生きたフランスの神経学者ジャン・マルタン・シャルコーは、サルペトリエールで神経疾患の病理解剖と精力的に取り組んでいた。シャルコーが明らかにした脊髄や小脳病変の知見は、そのまま近代神経学の誕生につながるのだが、シャルコー自身も大脳内の病理解剖については不十分にしか成し遂げえなかった。しかしシャルコーはそこにグリージンガーとは違った想定を見出す。すなわちそこは精神の部位であり、その病症こそが「ヒステリー」である。それは催眠暗示によって操作の可能な広義の心因性神経症に属する。周知のようにシャルコーのヒステリー概念はフロイトに継承され、そこから精神分析学が誕生する。

しかし20世紀に入ると、クレペリンの取り上げた早発痴呆の脳病理解剖にさしたる進展が見られないことがわかり、脳病論は精神病理学者によって攻撃されることになる。クライストとほぼ同世代の精神病理学者ヤスパースは、これを「脳神話（Hirnmythologie）」と呼んで批判した。一方、ベルリン大学精神科教授のカール・ボンヘーファーは、ヴェルニッケのように特定の解剖学的原因を重視せず、頭部外傷・脳腫瘍・脳炎などの外因（exogene Ursache）による精神病であるかぎり、その症状は原因の如何を問わず、どれも似通っていることを指摘した（「外因反応型 exogene Reaktionsformen」）。また、19世紀末以降の精神分析学の勃興は、脳や身体ではなく個人の精神内界そのものに病因を見出すべく、精神分析療法という現実的な治療方法をもって精神医学全体の変革を迫ろうとしていた。

もっとも、精神病理学や精神分析は、本章で扱っている生物学的精神医学の反対極にある心理学的精神医学に属するので、次章であらためて取り上げてみたい。

2. 19世紀脳病論の周辺

19世紀に近代精神医学が成立していく過程で、その成立を後押ししたと考えられる学説がいくつかある。ここでは、その代表ともいえる2つの学説、すなわち変質学説と進化論に触れてみたい。両者は、期せずしてともにほぼ同時期に出現した。

前者は、フランスの精神科医ベネディクト＝オギュスタン・モレルによって提唱され（『人類の身体、知性、精神的変質とその原因に関する概論』1857）[*4]、その後同じくフランスの精神科医マニャンらによって体系化され、メビウスを介してドイツ精神医学にも広く取り込まれた。モレルは、人類が代を重ねるにしたがい病気の遺伝や環境汚染などによって次第に退化し、やがては絶滅に至るとする説を展開した。退化のひとつの徴候が精神病の増加で、なかでもアルコール依存症の急増はその代表的なものとされた。ちなみに、変質学説を提唱したモレルは、1852年にはじめて「早発痴呆（Dementia praecox）」という病名を記述した。モレルは、青年期に見られる躁病発作のあとの急速な痴呆状態をこの名称で呼んだが、のちにドイツのクレペリンが統合失調症の意味でこの名称を使用し、スイスのブロイラーが「精神分裂病（Schizophrenie）」という言葉を提唱することになる【図12】。

モレルによる変質学説とほぼ同時期の1859年に、ロンドンで一冊の本が発売される。すなわち

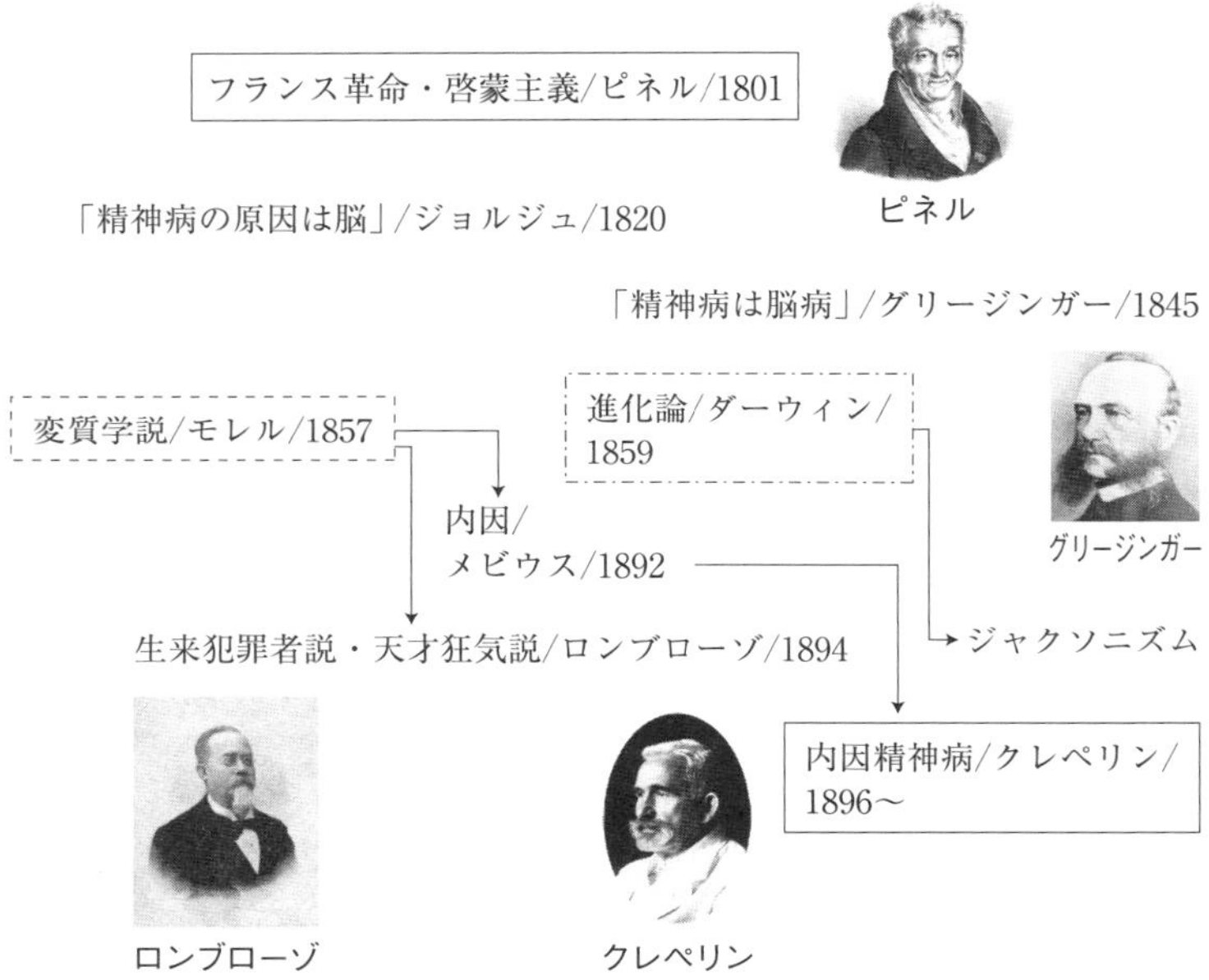

図 12　19世紀脳病論の周辺

チャールズ・ダーウィンの著書『種の起源』がそれである。発売後すぐに完売したといわれるこの本でダーウィンは進化論を世に問うたのだが、それはモレルの退化論とは逆の説でもあった。というのも、この進化論では、自然界の動植物が環境に適応できないと滅亡して、より環境に適した強い種が新しく誕生するという自然淘汰説が主張されていたからである。

この進化論（ダーウィニズム）と変質学説は、19世紀末にはほぼ結びついて、人間社会における淘汰説に変貌する。すなわち、障害者や不治の患者などの、社会環境に不適な人間は、種の強化のために淘汰されるのが当たり前であるという論理で、これを「社会ダーウィニズム」という。社会ダーウィニズムは、当時のヨーロッパ国民国家がめざす国力の増強と強力な軍隊の育成という目的に合致していた。そこから、民族全体の健康を指向しようとする民族衛生学（または人種衛生学）と呼ばれる学問分野が登場する。元来はよき血筋を残すという意味の「優生学（Eugenics）」という言葉をつくったフランシス・ゴルトンは、ダーウィンの従兄弟にあたる。[*5] これは、のちに述べるナチズム期の強制断種や、ひいては精神障害者の「安楽死」作戦（さらにはその後のホロコースト）など、ナチズムの優生政策に科学的な装いを与えることにもなった。なお、精神医学の歴史上、もっとも早い時期に精神病者の断種処置（不妊手術）を行ったのは、スイス・チューリヒ大学精神病院の教授だったアウグスト・フォレルである（1892年）。これらの動きについては第五章で詳述する。

しかし、その一方で、ダーウィニズムは生物学的精神医学にも、さらには心理学的精神医学にも、ともに大きな影響を与えた。前者の代表的な事例は、イギリスの神経学者ジャクソンによる脳の層次理論である。

19世紀後半にはイギリスでもロンドン国立神経病院（1859年開院）を拠点に、神経学が勃興した。その中心人物がジョン・ヒューリングス・ジャクソンで、彼は焦点性てんかんの症状を詳細に記載した。ジャクソンは高次の脳機能が失われると反射亢進などの低次機能が顕在化するとの層理論を唱え、局所性てんかんのひとつにけいれん発作が順次異なった抹梢部位に現れる、いわゆるジャクソン発作を記述した。彼はまた、1871年にイギリス最初の神経学専門雑誌『脳（Brain）』を創刊したことでも知られる。なお、てんかんの本格的な診断は、20世紀になって、ドイツのハンス・ベルガーがはじめてヒトの脳波を記録し（1929年）、その分類を発表したあとにスタートする。

また、後者すなわち心理学的精神医学への影響という点では、ジャネの力動的心理学やフロイトをはじめとする精神分析の理論が見逃せない。さらに、上述のジャクソニズムを通じて、ドイツのエルンスト・クレッチュマーのヒステリー理論、クラウス・コンラートの初期統合失調症論、フランスのアンリ・エイらの意識病理学（いわゆるネオ・ジャクソニズム）など、精神病理学への強い反映も見られる。

しかしながら、これらの「心理主義的精神医学」の歴史を概観する前に、われわれは、19世紀を通じて変遷してきた精神病の疾病学に関する流れにもう一度立ち戻らなければならない。

3. 疾患単位か症候群か――疾病学の整備

精神病の責任臓器が脳であると決まったとしても、またその原因がどうやら遺伝にあるらしいと推察されたとしても、多彩な症状を見せる精神疾患をどのように分類し診断するのかは、精神医学にとって大きな問題であったことに変わりはない。

前章で述べたフランスのピネルは、19世紀初頭に自らの精神病論を著書『精神病に関する医学・心理学総論』（1801年）で公にした。この本は、精神病の臨床経過に着目して症状・原因・分類・治療などを総説した、おそらく世界でもっとも早い時期の精神医学教科書となる。刊行と同じ年にドイツ語訳も出た。この教科書の冒頭でピネルは、「間歇性の狂気《マニー》」と「持続性の狂気《マニー》」をはっきりと区分する。前者は「妄想《デリール》を伴う躁病《マニー》」を、後者は「妄想を伴わない躁病《マニー》（マニー・サン・デリル）」を含む。ここでややこしいのは、「マニー」という言葉が二重の意味で使われている点である。すなわち狂気一般を指す言葉としてのマニーと、躁病を意味するマニーで、両者に同じ言葉が割り当てられているため、これを意味にしたがって日本語で訳し分けないといけないことである。この点を誤るとピネルの分類そのものを誤解することになる。

いずれにしても前者の間歇性《かんけつせい》または周期性精神病は経過を観察すると回復し、後者の持続性精神病は回復しない。この識別ができたからこそ、ピネルは解放を実現できたのである。また、前章で述べた「静かな狂気」と「騒々しい狂気」との識別も、ピネルによる解放に役立った。それは、初期の解放者のひとりピネルの名誉と体面を守る自己防衛装置ですらあったろう。自らの手で、いったん解放した患者が、それを裏切って再び凶暴化するなどということがあっては、ピネル自身も結果責任を問われ、医師としての信用を潰すことになったであろう。

このようにピネルは精神病の臨床経過に着目したが、それは単に躁病についてのみならず、精神病全体に関しても敷衍された。ピネルによれば、精神病は全体として一定の経過をとる疾患であった。すなわち、多くの精神病はメランコリーをもってはじまり、それはマニー（躁病）へと移行し、ついには痴呆（デマンス）の状態へ至る。これによってピネルは精神病一般を次の4種類に分類する。しかし、この分類はいずれも精神病の全体の経過に基づくものであり、並列的な分類ではない。

（1）　メランコリー（Mélancholie）

（2）マニー（Manie）
（3）デマンス（Démence）
（4）イディオティスム（Idiotisume ou oblitération des facultés intellecuelles et affectives）

このうち、第4の類型は強度の痴呆や昏迷に近い荒廃状態を意味する。ちなみに、その語源となった「イディオス」とはギリシア語で「自己中心、固有、わがまま」などを意味する言葉であるが、のちに知的障害の意味で使われるようになった。

このように、精神病を単一の経過を辿る単一の疾病であるとみなす見方を「単一精神病論」と呼び、19世紀を通じて勢いを保持し、現代でもなお精神医学の一部に信奉者をもつ。

これに対してドイツのクレペリンは、病院精神科医エーヴァルト・ヘッカーとカール・カールバウムの2人がそれぞれ新しく提唱した破瓜病（Hebephrenie）と緊張病（Katatonie）の概念をその中核に据えた。ヘッカーとカールバウムは、ともにプロイセン東部のアレンベルク治療‐療養院で臨床に携わっていたが、ドイツがフランスに勝利して第二帝国として統一される以前の1860年代に、それまでの単一精神病論では説明のつかない症例に注目しはじめた。つまり、単一精神病論では最初にメランコリーがあり、ついでマニーが、さらに進行するとデメンツ（痴呆）が現れるとされていたが、二人は、いきなり痴呆ではじまり、しかもその経過が周期性であったり、ときには軽快または治癒にさえ至ってしまう症例を見出したのである。そうした症例の特徴は、思春期（破瓜期）に発病することや、特徴的な筋肉運動（緊張症状、カタレプシー、昏迷など）を伴うこと、学歴（知能）の高いものが多いこと、痴呆のように見えるが予後が必ずしも悪くないこと、などであった。このうち、思春期に発病するタイプをヘッカーが破瓜病と命名し、緊張症状が前景にあるものをカールバウムが緊張病と名づけたのである。

また、同じくドイツの病院精神科医ルードヴィヒ・スネルは、妄想だけを主な症状として慢性に経過する精神病にパラノイア（Paranoia）との名称を与えて、やはり単一精神病論からは外れる独立した疾患のひとつと記載していた。

クレペリンはこれらをまとめてひとつの疾患、すなわち早発痴呆としたのである。クレペリンが早期痴呆と並んで原因不明としたもうひとつの疾患、すなわち躁うつ病は、従来からメランコリー（うつ病）とマニー（躁病）に分けて考えられていた精神病を、その相互移行性に着目したフランスの精神科医ジャン・ピエール・ファルレが循環性精神病（Folie circulaire）とし（1851年）、同じくジュール・バイヤルジェが二重型精神病（Folie á double forme）とした（1854年）ものに相当する。

このように、クレペリンは早発痴呆と躁うつ病の二大精神病を内因精神病として、それぞれに特有の症状・経過・予後がそなわっていると考え、それら各々をひとつの疾患単位（Krankheitseinheit）とした。内因のほかに精神病の原因として、頭部外傷、脳腫瘍、脳血管障害その他の身体疾患による外因を、またヒステリーや災害神経症などを心因性の疾患として挙げた。それゆえ、クレペリンに至って精神病は、大きく内因、外因、心因の3群に大別されることになった。その教科書も、おおむねこのような体系に沿って書かれている。これを精神病分類のクレペリン体系と呼び、今日でも疾病分類の基本とみなされ、現代の国際疾病分類（ICD）やアメリカ精神医学会の診断基準（DSM）も、こ

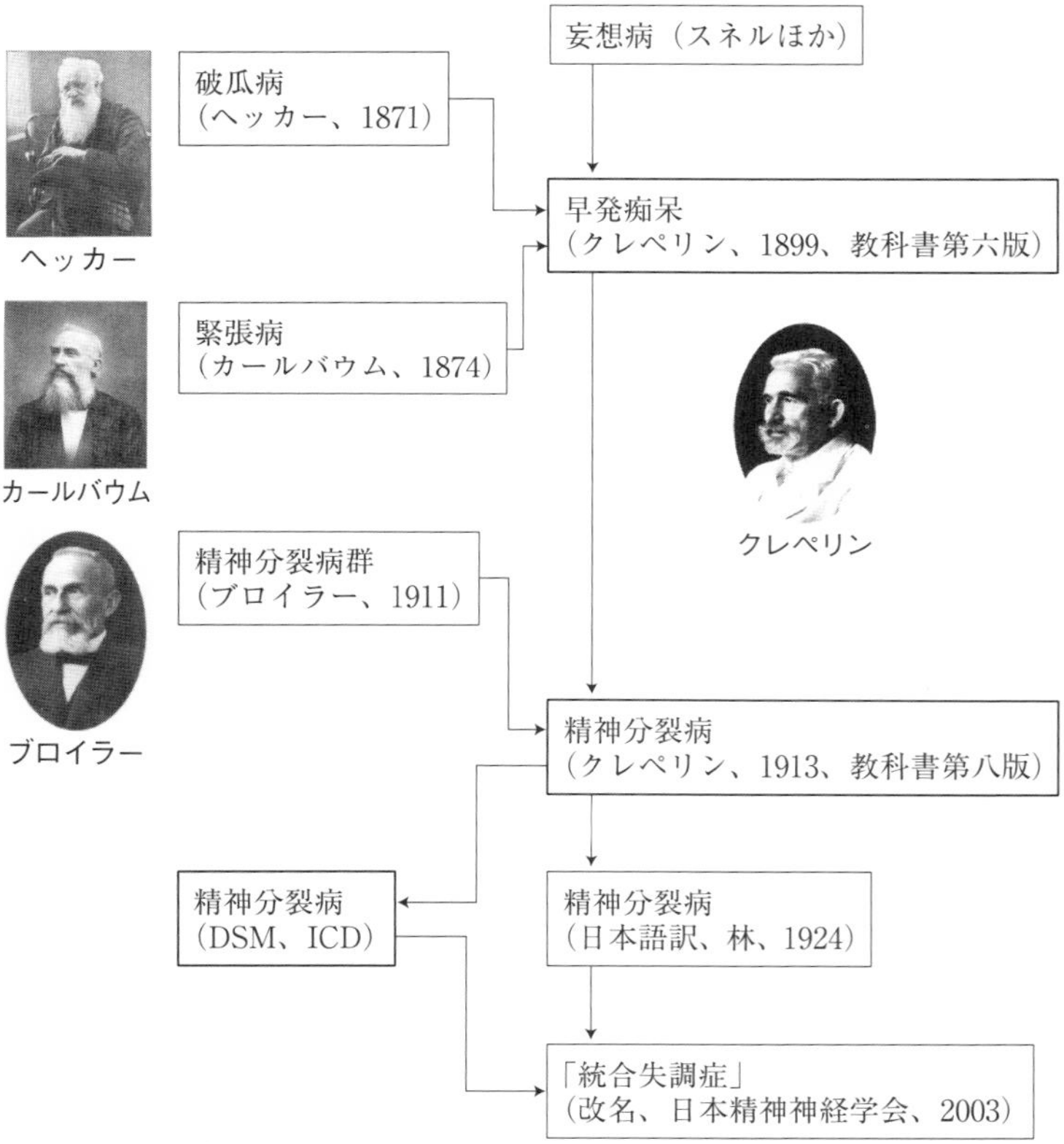

図 13　統合失調症概念の変遷（1871-2003）

のクレペリンの体系を出発点として組み立てられている【図13】。

なおクレペリンは、1904年に当時のオランダ領ジャワ島へ旅行し、そこで西欧とは異なる精神病像を見出し、土着文化が精神病に及ぼす影響を記述した。そうした研究にクレペリンは民俗心理学(Ethnopsychologie)の名称を与えたが、これはのちに比較文化精神医学(Vergleichende Psychiatrie, Transcultural Psychiatry)と呼ばれる研究領域のもととなった。ただし、クレペリンの研究姿勢にはヨーロッパ人の精神症状に対してジャワ人のそれを原始的なものとみなす差別的側面があり、のちに「植民地精神医学」[*6]と批判される領野の先駆けともなった。

いずれにしても、19世紀の後半になるとドイツでは大学精神医学が主流となり、医学全体も、細菌学の勃興したドイツを中心とする学問へと変わっていった。また、ピネルの単一精神病論以来、19世紀のほぼ百年間を通じて進行した精神病の分類作業も、その最終時点でクレペリンによるまとまった体系へと行き着いた【図14】。

19世紀末にクレペリンが「早発痴呆」と「躁うつ病」を二大精神病として疾病学の骨格に組み入れたとき、クレペリンはそれらが臨床的に独立した疾患の単位であることを主張していた。ただし、その原因は脳の何らかの病的変化(とくに遺伝的な)にあり、それは現時点では不明であるものの、科学の進歩とともにいずれは解明されるであろうというのが、クレペリンの基本的立場であった。

このクレペリンの「疾患単位」説は、19世紀初頭の単一精神病論とは対照的に、独立した複数の疾患が精神病には含まれており、それぞれに症状・経過・予後などが異なるとするものである。しかし、症状が類似しているため、一見単一の疾患と見えても、それは単なる症状の集まりであって、実は単

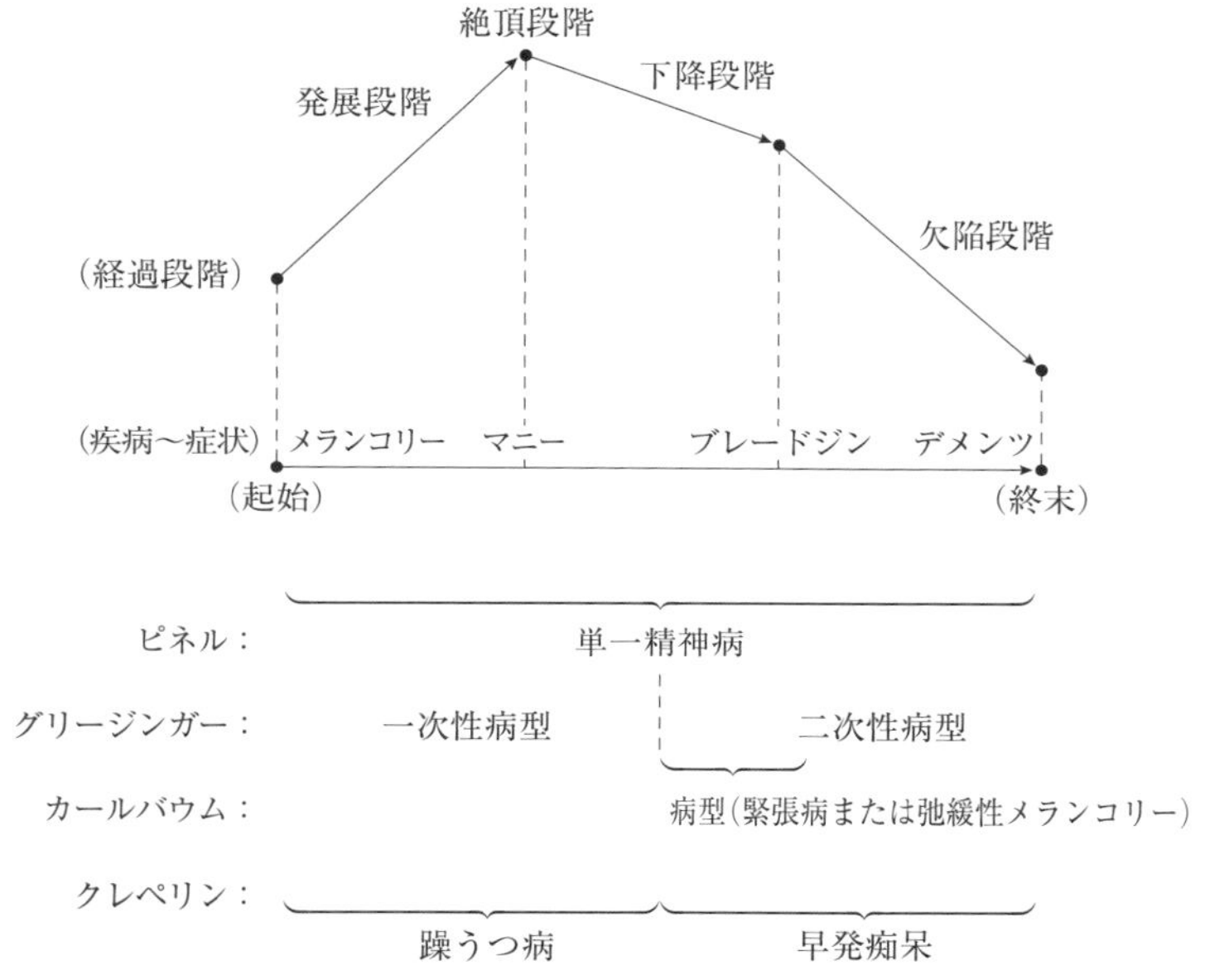

図14　単一精神病から二大精神病へ（小俣、2002）*8

一の独立疾患ではなく、さまざまの疾患の寄せ集めにすぎない、とする見解もグリージンガーのころから病院精神医学に存在していた。これを「症状群（Symptomenkomplex）」学説*7という。

グリージンガー自身の精神病分類もまた、この症状群にきわめて近い「病型（Formen）」という概念によって構成されている点についてはすでに指摘した。つまり、クレペリンが疾患単位であるとした早発痴呆も、単に似たような症状の集合体であって、その背景には種々の異なった精神疾患が含まれている、という説である。

クレペリンの疾病学に真っ向から対立する「症状群」学説は、20世紀に入って有力な2人の学者から出された。ひとりはチューリヒ大学精神科教授のオイゲン・ブロイラーで、クレペリンの師匠にあたるグッデンの後継教授であり、もうひとりはフライブルク大学精神科教授のアルフレート・ホッヘであった。

ブロイラーは、早発痴呆患者に現れるさまざまの臨床症状を、一次症状、二次症状、必須症状、副症状などに整理し、主にその症状をもって診断の根拠としたが、それは「早発痴呆」というひとつの独立した疾患ではなく、あくまでも症状群にすぎないという。また、早発痴呆という古めかしい病名の代わりに、「精神分裂病群（Gruppe der Schizophrenien）」の名称を与えた（1911年）。しかし、それは決して単一の疾患名ではなく、あくまでも「症状群」である。それゆえ、ブロイラーにおいては分裂病はつねに複数形（シツォフレニーエン）をとる。

フライブルクのホッヘも、そうした症状群学説の主張者で、クレペリンの疾患単位論を攻撃した。ホッヘは、のちに述べるように、第一次大戦におけるドイツ敗北をうけて法学者のビンディングとともに不治の精神障害者「安楽死」論[*9]を著す。クレペリンがホッへのそうした論調に対して、基本的に支持する立場にあったという資料はない。しかしながら、クレペリンもまた、ホッヘに優るとも劣らぬ愛国者であり、モレルばりの優生思想の持ち主であった。いずれにしても、1920年に至って、クレペリンはそれまで主張してきた疾患単位説に修正を加え、ホッヘの症状群学説を大幅に取り入れることになる。「精神病の表現形態[*10]」という論文のなかで、クレペリンは疾患単位ではなく、精神病には分裂病性あるいは躁うつ病性など10種類の表現形態（＝症状群）があるのみで、それらは個々の障害の程度に応じて別々に現れてくる、とした。もっとも、彼の精神医学教科書は、生前の1913年に第8版が出されたのが最後となったので、この考え方はそこに反映されずに終わった。

4. 進行麻痺の精神医学小史

19世紀後半になって登場した大学精神医学は、同時期に先端学問として勃興した神経学の影響を強く受けていたわけであるが、この傾向は、同時に当時の代表的な精神疾患が脊髄癆《せきずいろう》や進行麻痺などの梅毒感染症（第四期梅毒）によって占められていた事情とも重なっている。当時の一般精神病院に入院している患者の過半数は、これら梅毒性の精神病にかかっていた者で、とくに進行麻痺患者の数は非常に多かった。

梅毒は、周知のように、コロンブスの新大陸発見の航海（1492年）によってヨーロッパへもたらされた性感染症であったが、それはまたたく間に旧世界中に広がった。ヨーロッパではスペインからフランス、イタリアへと広がったのちドイツへ至ったので、当時は「フランス病」（ラテン語で「モルブス・ガリクス」）と呼ばれていた。[*11] ちなみに、この梅毒にかかった患者を描いた現存最古の絵画は前章に登場したデューラーによるもので、当時のニュルンベルクの医師ウルセニウスの求めに応じた挿画（木版画）である（1496年）。[*12] 日本では中国から琉球を経て流行が広がり、1512年には関西で、ついで1523年には関東で梅毒の症状に当てはまる患者の記述が現れた。[*13]

進行麻痺が梅毒感染の結果おこる病いであることは、すでに18世紀末ころには経験的に知られていた。フランスの内科医アントワーヌ・ベイルは、死亡した進行麻痺患者の脳を解剖し、そこに「慢性の脳膜炎」があることをはじめて記述した（1822年）。しかし当時は、ピネルの単一精神病論の影響もあり、進行麻痺のような慢性の痴呆状態は精神病の末期と考えられていたため、ベイルのように、これを独立の疾患と見る学者はほとんどいなかった。エスキロールの弟子のひとり、ルイ・カルメーユは、ベイルの研究を再び取り上げ、この疾患が慢性脳髄膜炎であることを主張した。

19世紀後半になって、とくにルイ・パスツールの発酵学とローベルト・コッホによる細菌検査法の開発以降、細菌学が急速に進展していくが、結核菌、ペスト菌、コレラ菌、淋菌などの発見とともに梅毒の病原菌も探し求められることになった。結局、その発見は20世紀にずれ込むことになり、1905年に至ってドイツのシャウディンとホフマンが梅毒病原菌スピロヘータ・パリーダを見出す。翌06年には、ヴァッセルマンが梅毒病原菌に対する血清診断法（いわゆるワッセルマン反応）を開発し、梅毒とそれに伴う進行麻痺の臨床的診断が一気に正確なものとなった。治療に関しても、1910年にドイツのパウル・エールリヒと日本の秦佐八郎がサルバルサンの合成に成功し、一躍〝特効薬〟として知られるようになる。

1913年、日本の野口英世は、進行麻痺患者脳からはじめてスピロヘータ・パリーダを分離することに成功し、進行麻痺は脳の梅毒であることが確定した。また、オーストリア・ウィーン大学第二精神科教授のヴァグナー＝ヤウレッグが、進行麻痺患者にマラリア患者の血液を注入することにより人工的に高熱を出して治療する、いわゆるマラリア療法を創始した（1917～1919年）。

精神病患者のなかの多数派で、かつ不治の病いと考えられていた進行麻痺の患者が、このようにして治療可能となり、しかもその原因が梅毒病原菌にあることがはっきりと確定するに至ったことは、精神病の器質論（身体因論）を主張してきた多くの精神科医を勇気づけることになる。同時にそれは、

コロンブスによる新大陸発見
(1492)

→ ヨーロッパ世界での最初の
感染記載（1493）

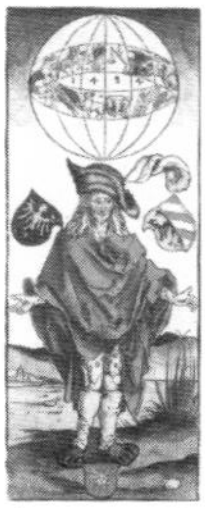

（デューラー作
木版画）

ヨーロッパにおける最初の絵画記録
（デューラー、1496）

梅毒 Syphillis の命名
（フラカストロ、1530）

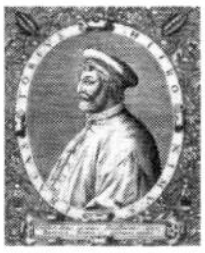

フラカストロ

進行麻痺（第四期梅毒）
の流行（19世紀）

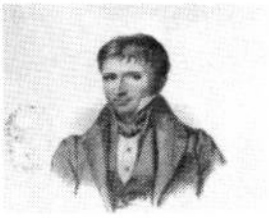

ベイル

進行麻痺脳の病理解剖
（ベイル、1822、「進行性麻痺性痴呆」）

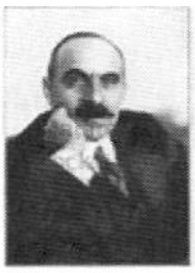

ヴァッセルマン

梅毒の血清学的診断
（ヴァッセルマン、1906）

梅毒病原菌の発見
（シャウディン＋ホフマン、1905）

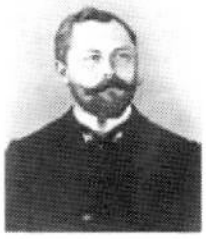

シャウディン

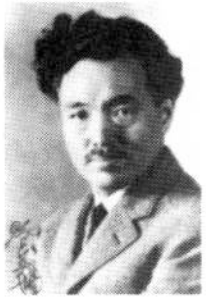

進行麻痺脳内の梅毒病原菌の確認
（野口、1913）

マラリア発熱療法（ヴァグナー＝ヤウレッグ、1917-19）

図 15　梅毒の精神医学小史

心因論者に対する器質論者の「勝利の凱旋」ともいえる出来事となり、以後、精神病の身体的病因を求める傾向がますます強まっていく【図15】。

このような身体医学的立場に立脚する精神医学のことを、現在では「生物学的精神医学」と呼んでいる。精神病の原因は、すべて身体的な要因とされ、心理的問題は二次的な要因でしかない――人間の心理が今日でも主観的で曖昧なものである一方で、身体（脳）は客観的で厳密な科学の研究対象とされる。そして、人間心理もまた、いずれは脳の客観的な変化として計量的に捉えることが可能であるとする。そうした精神医学は、科学的かつ立証可能な基盤の上に立ち、学問的にも盤石の精神医学であると考えられがちであるが、一方では「精神なき精神医学」と揶揄される。それは、19世紀中期にグリージンガーが精神病の原因は脳にあるとしたあとで、当初は「神経精神医学」として出発し、ついで「細菌学的精神医学」として、さらには遺伝学、疫学、薬理学などの発達に伴い、現代の生物学的精神医学へと至る。

5. 侵襲的治療法――ファシズムとショック療法

上述したマラリア療法は、その治療原理からすると、マラリア原虫という微生物感染による発熱によって、やはり微生物である梅毒病原菌の死滅をめざすという、いわば「似たもので似たものを」という同種療法（同毒療法、ホメオパシー[*14]）の考え方に立脚していたといえる。このホメオパシーの原理とは逆の治療原理が異種療法（アロパシー）で、拮抗するもの同士をぶつけて治癒をめざそうとする。

いずれも、現代の薬物療法とは無縁の治療原理と思われがちかもしれないが、次項で述べるように、現代の精神科薬物療法も、脳内神経伝達物質に拮抗的な薬物や類似の化学構造をもつ薬剤（競合阻害剤）を利用する点ではきわめてよく似ている。

この現代薬物療法が登場する以前は、精神病に対する有効な薬物がなかったという事実はあるにせよ、1930年代に入ると、いわゆるショック療法と称される一連の治療方法が相次いで開発され、急速な普及を見ることになる。そして、これらの治療法の原理もまた、その淵源はホメオパシーやアロパシーにある。

まず、オーストリアのザーケルが1933年にインシュリン投与による低血糖性昏睡を繰り返し起こさせる「インシュリン・ショック療法」を発表した。1934年には、ハンガリーのメドゥナが薬物（カルジアゾール）を用いて人工的にけいれん発作を誘発させる「カルジアゾールけいれん療法」を考案し、続いて1937年にはイタリアのチェルレッティらが電流を用いた電気けいれん（電気ショック）療法を開発する。また、ショック療法とは原理的に異なるものの、脳に直接侵襲を加える意味では同様のカテゴリーに入る「ロボトミー手術」（大脳前頭葉白質切截術）が、ポルトガルのモニスによって1935年に行われ、1936年に学術論文として発表される【図16】。

これらの治療方法に共通する特徴は、それまでの薬物や精神療法などとは本質的に異なって、「脳」という臓器を直接のターゲットとし、それに化学的、物理的に強力な刺激を与え、あるいは手術という物理的侵襲を加えるものであり、しかもその対象が精神分裂病という決定的治療法のない疾病に置かれていたことである。また、治療を受ける側すなわち患者にとって一定の苦痛や後遺症を強いる点

治療法	開発者	開発年	開発国	開発国の政治体制
インシュリン・ショック療法	マンフレート・ザーケル	1933	オーストリア	ドレフュス首相の暗殺（オーストリア・ナチ党の台頭）
カルジアゾールけいれん療法	ラディスラス＝ヨゼフ・フォン・メドゥナ	1934	ハンガリー	ホルティ独裁体制
ロボトミー手術（精神外科）	エガス・モニス	1935（1936）	ポルトガル	サラザール独裁政権
電気ショック療法（EST）	ウーゴ・チェルレッティ	1937	イタリア	ムッソリーニ政権（ファシスト党独裁）

図 16　精神医学における侵襲的治療法と南欧ファシズム体制

でも、それまでの治療法とは比較にならないものがあった。

それは、18世紀末から19世紀初頭にかけて現れたシャワー療法や回転椅子などの機械的ないしは懲罰的治療法の延長上に出現したものであろうか。あるいは、これらの治療法が、いずれも1930年代に独裁体制を敷いていたハンガリー、イタリア、ポルトガルというファシズム国家（いわゆる南欧ファシズム諸国）において開発された点で、あえてイデオロギー的な見方をすれば、その強圧的・暴力的性格を共有していたと見ることもできるのだろうか。ファシズムの語源となったラテン語のファスキスは「束」を意味し、その動詞ファスキオーには「束ねる」「締める」「縛る」などの意味がある。つまりは人間（患者）を拘束するという意味合いが濃い。すると、これらの侵襲的治療法は自由を奪う点で、やはり拘束的ないしは懲罰的治療法の変化形と考えてよいのか。あるいは、有効な抗精神病薬のなかった時代のホメオパシーやアロパシー原理の純粋な臨床応用の結末と判断すべきか？　つまり、精神病という病いからの解放の一手段であったといえるのか？

戦後の現代精神医学において抗精神病薬が登場すると侵襲的治療法は次第に姿を消していった。そのなかで今日もなお残っているのは電気ショック療法のみである。それゆえ、ここでは電気ショック療法の、戦後における２つの相異なる歴史的帰結について言及しておきたい。

ひとつは、戦後もなお共産党一党支配の政治体制下にあった旧ソ連で、電気ショック療法が政治犯の拷問ないしは懲罰手段のひとつとして精神病院施設において行われていたことである。このことは「精神医学の濫用」として１９８０年代になって西側から告発された。もうひとつは、第九章で詳述する反精神医学が、電気ショック療法を精神医療および精神医学のもつ暴力的性格の代表的象徴として大々的に取り上げたことである。

前者は、ショック療法が治療目的以外の手段として利用可能であることを端的に物語っている。また、後者の例は、本来は医学的治療法であるにもかかわらず、その暴力的性格のみを強調し恐怖心をあおりたてる宣伝目的での利用例といえるだろう。両者は対照的であるように見えるが、ショック療法に内包されている医学的性格以外の性格を極度に利用または強調しようとしている点で似通ったものとも考えられる。しかし、こうした帰結が生まれるということは、そもそもショック療法というコンセプトの内部に純粋な医学的治療以外の要素があらかじめ含まれているからではないのか。それは、一見していかにも近代的という意味で合理的かつ効率的に見えながら、実はそうした近代そのもののもつ暴力的な性格を宿しているということなのかもしれない。それゆえ、この観点はショック療法にかぎらず、近代医学および近代精神医学そのものについてもまた考えてみなければならない。

しかし、いずれにしても精神病の治療という観点で見るかぎり、こうした新しい治療方法の登場は、それまでの精神医学における理論と実践の大きな乖離という場のなかに突然現れ、あたかも、それを埋めるがごとく普及していったということに変わりはない。ただし、同じ１９３０年代に独裁国家となるドイツにおいては、少なくとも新しいショック療法が開発されることはなかった。ナチ国家における「ショック療法の対応物」とは、おそらく第五章以下で述べる強制断種処置であり、その後の障害者「安楽死」だった可能性も考えられなくもない。もちろん第七章で述べるように、ナチズム期の「安楽死」とはそのように単純で単一な解釈を許すほどの軽々しい事象ではなかったし、そのすべてがいまだ歴史的に解明されたわけでもないのだが。

6. 薬物療法の歴史

次の第四章でも触れるように、シャーマンや預言者などが何らかの薬物を用いて意識の変容を来していたことは、自然界の物質を用いて人間の精神状態をコントロールしようとする行為に古い起源があることを示している。果実が自然発酵してアルコールとなり、それが宗教儀式などに用いられるようになったのもきわめて古い。世界最初の小麦栽培の地といわれるアナトリアでは、紀元前18世紀以上前からハシッシュ（大麻）の存在が知られていた。また四大文明のひとつ古代エジプトでは、ケシ（opium）が鎮痛剤として使用されていた（パピルス・エーベルス、ＢＣ１５５０年頃）。起源は不明ながら、新大陸のインディアンのあいだでも、サボテンの樹皮から採ったペヨーテが宗教儀式に利用されていたが、その主成分は幻覚を引き起こすメスカリン（幻覚剤）であることが今日ではわかっている。

古代インドでもインド蛇木の根が薬として治療に利用されていた。この生薬は、16世紀にアウグスブルクの医師レオンハルト・ラウヴォルフによってはじめてヨーロッパに紹介された[*15]（1582年）。ラウヴォルフは同時にアラブ世界で飲用されていたコーヒーをヨーロッパに紹介した人物として知られているが、インド蛇木から採った薬用成分は、彼の名を冠して学名ラウウォルフィア・セルペンティーナ（Rauwolfia serpentina）と呼ばれる。これが今日レセルピンと呼ばれる催眠鎮静作用をもった降圧剤の有効成分である。

ヨーロッパでも中国でも、薬草の栽培は盛んだった。とくにヨーロッパでは、修道院が自給自足の原理に基づいて中世以来、薬草園を付設し、そこに薬用植物を植えて自給したが、それは近隣住民にも医療手段として供されたので、ヨーロッパ中世の医学は、別名「修道院医学」ともいわれる。とくにドイツ中部のビンゲンにあった修道院の尼僧ヒルデガルトは、自身が幻覚を見る預言者でもあったが、薬草学、栄養学などについての著作を残した。また、中国やヨーロッパでも宮廷に付属する薬局が設けられ、王侯貴族のための医療に利用された。ちなみに日本でも奈良時代には唐の制度を模した典薬寮が朝廷に付属していた。「向精神薬（Psychopharmacon）」という言葉は、聖職者ロリチウスによって1548年にはじめて使われたという。

近代に入ると、19世紀初頭に阿片（ケシ）からモルヒネが取り出され、1855年にはコカ葉からコカインが分離されたが、薬物の成分を化学的に合成する作業が可能となったのは、1865年、ベルギーのケクレによるベンゼン環の発見以後である。この発見により有機化学が登場して、近代的な製薬工業が生まれる。初期の催眠剤としての抱水クロラールや鎮静目的の催吐剤アポモルヒネは１８６９年に合成され使用されるようになった。また、抗けいれん作用の認められた臭化カリウムなどもてんかん発作に対して使われていたが、強力な催眠鎮静効果のあるフェノバルビタールが合成されるのは１９１２年になってからのことである。これによって、一連のバルビチュレート製剤が臨床に導入されるようになった。

このように、向精神薬の歴史は古くまで辿ることができるが、現在の向精神薬と呼ばれる一連の薬物が開発されるのは、戦後の１９５０年になってからのことである。この年、フランスの海軍外科医アンリ・ラボリは、術後ショックを緩和する薬物を求めて、製薬会社ローヌ・プーランのシャルパンティエによって合成されていた抗ヒスタミン剤クロルプロマジン（４５６０ＲＰ）に着目した。しかし実際に試用してみると、患者は意識を失うことなく自律神経症状が効果的に抑制されることから、精神科での応用を提言し、パリ大学精神病院（サンタンヌ）のジャン・ドレーらに臨床試用を勧めた。それまでは幻覚や妄想に対しても催眠剤や鎮静剤が用いられるだけであったが、この新しい薬の効果は大きく、精神病院の雰囲気が一変したといわれる。１９５３年にはカナダやアメリカでも臨床試験がはじまり、１９５４年に製剤化されて発売された。

一方、先に触れた降圧剤のレセルピンには、副作用としての抑うつ状態が知られていたが、そのメカニズムを解明する過程で脳内の神経ホルモン（アミン類）の減少が報告され、１９４６年には脳内のノルアドレナリンが、同52年にはセロトニンが、57年にはドパミンが発見された。また、これらの神経ホルモンの構造式が、メスカリンやLSD-25といった幻覚を起こす物質（いわゆるサイケデリック・ドラッグ）に類似している点も注目され、精神病に見られる幻覚・妄想などの症状が脳内物質の異常な代謝によるものではないか、との仮説があいついで発表された（モノアミン仮説）。

１９５６年、スイスの精神科医ローランド・クーンは、製薬会社チバ・ガイギーの合成した薬物（G２２３５５）に抗うつ作用があることを見出し、57年に論文と学会で発表した。これが58年に発売された最初の三環系抗うつ剤イミプラミンである。同じ年、ベルギーの薬理学者で製薬会社社長だったポール・ヤンセンは、覚醒剤中毒になった友人の競輪選手を治療するための抗幻覚剤（アンフェタミン拮抗剤）ハロペリドール（R１６２５）を合成し、クロルプロマジンより強力な抗幻覚作用をもつ薬剤として世界中で広く使用されるようになった。また、この薬剤が脳内のドパミン受容体をブロックすることが確認され、精神分裂病のドパミン仮説がさかんとなった。精神薬理学（Psychopharmacology）という言葉も生まれた。

神経ホルモン（モノアミン）と並んで、１９５０年に発見された脳内ペプチドのギャバ（GABA）は、不安や緊張などの精神現象と関連していることが確かめられ、GABA受容体に働きかけるベンゾジアゼピン系の抗不安薬の開発が進んだ。スイスの製薬会社ホフマン・ラ・ロッシュのアメリカ法人（アメリカ・ロッシュ社）で、１９５５年にクロルジアゼポキサイドが合成されたが、その後もジアゼパムなどの誘導体が次々に合成され、今日マイナー・トランキライザーとして広く使用される一連の薬剤が誕生した。

しかし、こうしたベンゾジアゼピン系の薬剤が広く使用されるうちに、その副作用としての依存性が問題化したことで非ベンゾジアゼピン系薬剤の開発も進められるようになった。とりわけ、睡眠障害の治療薬として製剤化されたメラトニン受容体作動薬やオレキシン受容体拮抗薬などが、その代表的薬剤である。メラトニンは松果体から分泌されるホルモンで睡眠を誘発し、オレキシンは覚醒を維持する脳内物質のひとつとされる。

さらに、モノアミンやペプチドなどの脳内物質（神経伝達物質《ニューロトランスミッター》）が研究されるにつれ、新しい向精神薬が次々と製品化されていった。１９７１年にはオランダのソルベイ社でセロトニン再取り込み阻害剤フルボキサミンが、72年にはアメリカのイーライ・リリー社でフルオキセチンが、ついで75年にはデンマークのフェロサン社でパロキセチンが合成され、いずれも臨床試験を経て選択的セロトニン再取り込み阻害剤（ＳＳＲＩ）として製品化された。その後もＳＳＲＩとして製品化される新薬が続き、85年にはフランスのファーブル社が選択的にノルアドレナリンの再取り込みを阻害する薬剤（ＳＮＲＩ）にも抗うつ作用を確認し、97年ミルナシプランとして製品化した。ほぼ同じころ、アメリカのイーライ・リリー社でもデュロキセチンが開発・合成されて、のちに製品化される。ＳＳＲＩとＳＮＲＩは、ともに旧来の三環系抗うつ剤（およびその後の四環系抗うつ薬）に代わる新しいうつ病治療薬として、現在では広く使用されている。さらに、ノルアドレナリン・セロトニン作動性抗うつ剤（ＮａＳＳＡ）としてミルタザピンが１９９４年にオランダで開発されて臨床治験を経て製品化された。

一方、ハロペリドールを製品化したヤンセン社は、１９８４年にドパミンのみならずセロトニン受容体にも働きかける新しい抗精神病薬（ＳＤＡ）のリスペリドンを合成し、92年以降、世界各国で発売されるようになった【図17】。また、１９７０年にチバ・ガイギー社の合成したクロザピンをモデル

炭酸リチウムの治療効果/ケイド/1949

クロルプロマジン(RP4560)の合成/シャルパンティエ/1950

ラボリによる試用と精神科での応用提唱（1951）

ドレーとドニケルによる臨床試用/1951/パリ

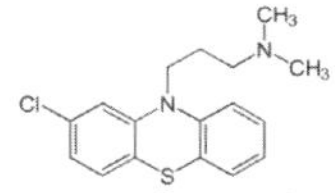

クロルプロマジン

イミプラミン(三環抗うつ剤)の効果発見/クーン/1956

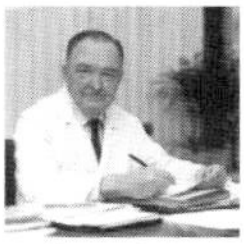

ヤンセン

ドパミン仮説/ファン・ロッスム/1966

抗パーキンソン剤(L-Dopa製剤)の発売/1973

ハロペリドールの合成/ヤンセン/1958

うつ病のセロトニン仮説/コッペン/1967

リスペリドン(非定型抗精神病薬)合成/1984

ミルナシプラン(SNRI)の合成/1985

フルオキセチン(SSRI)の発売/1988

図17　主な向精神薬の開発小史

に、多種類の受容体に働きかける抗精神病薬（ＭＡＲＴＡ）がつくられるようになった。

さらに、用量によってドパミンアゴニストとアンタゴニストに作用が変化する「ドパミンパーシャルアゴニスト」（またはドパミンシステムスタビライザー、ＤＳＳ）アリピプラゾールが１９８７年日本の大塚製薬で合成され、こちらは日本よりも先に欧米で製品化された（日本での発売は２００６年）。

特殊な向精神薬としては、重金属のひとつリチウムを主剤とする薬剤がある。リチウムそのものはすでに１８１７

年に発見され1859年には痛風発作に対して試用されていたが、リチウムが躁うつ病の躁状態を改善し、周期的な気分変動を予防することは、オーストラリアのケイドによる自己実験で、1949年にはじめて確認された。しかし、躁うつ病の治療薬剤として発売されたのは1970年代になってからのことであった（炭酸リチウム）。同じく、以前から回虫駆除薬として使用されていたジスルフィラムにも、1948年になって嫌酒効果が見出され、以後抗酒剤として使用されるようになった。嫌酒効果は、その後も1982年フランスのメラノ社で合成されたアカンプロサート（グルタミン酸作動性興奮神経抑制剤）にも認められて欧米で発売され、日本でも断酒補助剤として2013年に上市された。

なお、20世紀初頭にドイツの神経病理学者アロイス・アルツハイマーによって初老期の患者で発見された脳器質性痴呆（アルツハイマー型認知症）は、同じ世紀の終盤になると先進国の急速な人口高齢化に伴って急増し、その治療薬開発競争も一段と激化した。1996年にアメリカで開発されたアセチルコリンエステラーゼ阻害剤のドネペジルは、認知症そのものの根本的治療薬ではないが、症状の進展を遅らせる薬剤として各国で承認され発売された[*16]（日本では1999年発売）。

このように、現代は向精神薬の開発競争も激化し、臨床のニーズを満たそうとする新たな向精神薬が次々に開発される趨勢にある。それに伴って、精神医療の主な治療手段として、薬物の占める割合は急速に高まってきた（精神科薬物療法）。また、相対的に精神療法としての精神分析の地位を下落させることに大きく関与した[*17]。ただし、精神分析の衰退の背景には、単に薬物療法の進展だけが関わっていたわけではない。この点については、次章であらためて述べる。

また、新しい向精神薬の発売は精神医学の臨床上に、その薬剤の適応症となる疾病の流行を引き起こすことが指摘されている。これは「需要誘導」と呼ばれる現象で、たとえば新しいタイプの抗うつ剤が開発されると、うつ病（ないし気分障害）ブームが起こるなどである。この現象についても、終章で取り上げる。

【注】

*1 精神（心）を意味する言葉の語源は、インド・ヨーロッパ祖語では「風」を意味する語根 vat- にある。ここからラテン語の vatis（預言）、fatum（運命）、for（予言する）、サンスクリット語の vata（風、空気）、古代ゲルマン神話の神 votan（wotan, odin）、英語の wind（風）などの一連の言葉が派生したといわれる。そして、これら風や予言を意味する言葉から精神病（狂気）を意味する印欧語も登場してくる。たとえば、ドイツ語の wirren, wüten（錯乱する、いずれも wotan より）、ラテン語の folia（ふいご）、フランス語の folis（愚者）、英語の fool などである。なお、これらの語源およびその分析については現在執筆中の『狂気の起源』（刊行未定）で記述中。

*2 精神の座が頭ではなく、はら（腸）にあるとする考えは、日本でも江戸時代まで一般的であったと思われる。それを示す一史料は、俳人・松尾芭蕉（1702）の俳論『三冊子』に見られる「腸《はら》をしぼる」（句をひねる）との表現である。

*3 小俣和一郎・市野川容孝訳（2008）『精神病の病理と治療』東京大学出版会

*4 原題は Traité des dégénérescences physiques, intellectuelles et morales de l'espèce humaine et des causes qui produisent ces variétés maladives.

*5 Galton, F (1883). *Inquiries into Human Faculty and Its Development.* Macmillan and Co.

＊6 この言葉は、かつてフランスの植民地であったアルジェリアで精神科医として働いていたA・ポロ（アルジェ大学精神科）によって使われ、フランツ・ファノン（1925–61）によって、ヨーロッパ精神医学の植民地主義とその抑圧的性格を批判するために使用された。詳細は大塚公一郎（2018）「文化精神医学史と優生学」精神医学史研究、22巻1号参照。

＊7 症状群（Symptom）とは、複数の症状がまとまって現れ、それが特定の疾病像を形成するというもの。したがって、診断の時点での症状のまとまりを指すので、時間的な経過は二の次となる。あるいは、症状群が疾患の示す単なる症状にすぎないので、それが単一の疾患であるのかどうかに対してはつねに議論がつきまとう。

＊8 小俣和一郎（2002）『近代精神医学の成立』人文書院

＊9 第五章参照。

＊10 Kraepelin, E (1920). Die Erscheinungsformen des Irreseins. Z. f. d. g. *Neur. u. Psych*, 62: 1.

＊11 梅毒を意味する一般的な医学用語シフィリス（Syphilis）という言葉は、1530年になってイタリアの開業医フラカストロがギリシア神話に登場する青年（アポロの神罰で皮膚病になった羊飼いの美青年シフィリス）の名前をとって命名した（Fracastoro, G. (1530). *Syphilis sive morbus gallicus.* Verona.）。

＊12 デューラーの木版画の上部には「1484」なる数字が記されているが、これは制作年ではなく当時の占星術による数字である。なお、デューラー自身が梅毒に感染していた可能性も指摘されている。藤代幸一（2009）『デューラーを読む』（法政大学出版局）を参照。

＊13 ヨーロッパでフランス病と呼ばれたように日本でも「琉球瘡」という呼び方がなされた点は、当初その経由地を病名にした点で類似している。したがって、そのはじまりはポルトガル人来航よりも前である（小川鼎三［1964］『医学の歴史』中公新書）。

＊14 ホメオパシーはドイツの開業医ザムエル・ハーネマン（1755–1843）によって代替療法のひとつとして

考案された。

＊15 『オリエントへの旅』の原著タイトルは *Aigentliche Beschreibung der Raiß inn die Morgenländerin* (1582)。これは1693年に英訳され、*Dr. Leonhart Rauwolf's Travels into the Eastern Countries* として出版された。

＊16 初老期認知症は急速な高齢化に伴って初老期のみならず老年期の代表的な神経疾患となり、主症状としての記憶障害（いわゆる物忘れ）とその周辺症状としての精神症状（被害妄想、気分障害、攻撃性など）の存在から精神科領域でも取り扱われるため、ここで言及した。しかし、認知症にはアルツハイマー型のみではなく、脳動脈硬化などに伴う脳血管性認知症やレヴィー小体型認知症があり、神経内科や脳神経外科など精神科以外の領域でも扱われるので、ドネペジルなどの治療薬剤は向精神薬には分類されていない。したがって、それらは厳密な意味での向精神薬の歴史からは外れる。

＊17 このことを象徴する出来事が「チェスナットロッジ裁判」である。チェスナットロッジとは、入院で精神分析を行うことで有名だったアメリカ・メリーランド州の精神病院の名称である。1981年にここへ入院して治療を受けたうつ病患者が、退院後に別の医療機関で薬物療法を受けたところ、入院分析治療よりも速くしかも安価に効果を実感したとして、かつての入院先を訴えて事実上勝訴した（1987年）。この裁判によって精神分析に対する信頼は失墜し、さらに翌88年に新規抗うつ剤プロザックが「ハッピードラッグ」として発売されたことで、完全に治療法としての地位を薬物療法へ明け渡したといわれる。

第四章　精神療法と心理学的精神医学

――精神病の原因は肉体にではなく心情そのものにある。
（ヨハン・G・ランガーマン）

1. 預言の原像

古代ギリシア語のマニアー（μανια）が「預言者」を意味していたことは、すでに第二章で述べた。ではなぜ、預言者と精神疾患が関連するのであろうか？　もちろん、マニアーは英語のマニア（Mania）の語源でもあり、今日の精神医学ではもっぱら「躁病」を意味し、一般語としても「マニアック」などとして何かに没頭する、徹底的な執着などの意味に使われる。

人類の歴史を辿ると、もともと預言を行っていた「シャーマン」の存在に行き着く。シャーマンとは、すでに四大文明として知られる最初期の国家群以前の狩猟採集社会（旧石器時代）から存在していて、その役割は動物の骨を収集して再生の儀式を行うことにあったといわれる。共同体が生きるために動物を狩って殺害し食糧とする社会にあっては、生命の源である動物をいったん殺して食べても、それが無限に再生されてくるという信仰（儀式）こそ、いってみれば「生きるための最優先の前提」であっただろう。再生のための儀式を行うかぎり、動物はいくら殺しても、再び地平線の彼方から湧き出してくる――それを実現するのがシャーマンであり、儀式の目的であった。

　では、このシャーマンの動物再生儀式の実態はどのようなものであったのか。現代社会に生活するわれわれには、なかなかわかり難い。しかし、これまでの人類学の多くの知見などから、シャーマン（とくに北方シャーマン）の儀式をある程度再現することはできる。シャーマンは儀式に際して動物の骨を集め、それを前に呪文を唱えたり叫び声を挙げたりして恍惚状態（あるいは催眠のトランス状態に似た一種の意識変容）に陥り「よろめく」、あるいは昏迷やけいれんを来して意識を失い倒れる。全身は硬直し「仮死状態」（＝象徴的死）となる。この状態から再び覚醒し、歌を詠ったり預言を行うのである。[*1] この一連のシャーマンの示す外見的変化は、一見して今日の精神医学でいうヒステリーまたはてんかん発作の症状に非常に近い。すなわち、前兆（叫び声、幻視など）を伴ってけいれん発作が現れ、意識喪失（仮死状態）に陥り、再び覚醒する。しかし、それは現代精神医学におけるような「医学的発作」つまり臨床症状としての発作ではなく、いわば「宗教的発作」である。その意味は、シャーマン自身がいったん「死の状態」（＝死の世界、あの世）へと至り、現実には誰も経験することのできない死の世界を旅し、再び「覚醒」状態（＝生の世界、この世）へと戻る――いわばシャーマン自身が生と死の世界を往来して再生してくる、あの世（死の世界、神の世界、非現実界）で見聞きしたことを、この世で報告する、ということにほかならない。その過程でシャーマンは叫び声をあげ、よろめき、倒れる（精神医学は単にその外見的症状を、前兆、跛行、意識障害などと名づけているにすぎない）。

　しかし、シャーマンの見せるこのような擬態は、果たしてシャーマン自身の宗教的な能力のみによって実現するのだろうか。シャーマンが共同体社会のなかで一種の「職業」(専門職)として分化する以前なら、それを「特異な能力」としてのみ決めつけてしまうことには疑問が残る。おそらく、シャーマンは、その特異な発作様の擬態を起こすために、自然環境のなかに存在する何らかの物質の助けを借りていたのではないか——それは森に自生するキノコか、あるいはヒキガエルか、いずれにしても何らかの幻覚作用をもつ動植物を利用してシャーマンはその「職責」を果たした、と考えられるのではないか。シベリアの森に広く自生するベニテングダケや、中央アジアにおけるソーマ[*2]などが幻覚やけいれん発作を起こすという自然の知識をもっていた者こそ、初期のシャーマンであった可能性は十分にあるだろう。ただし、われわれにはここで、このような遠大な疑問を取り上げて議論するだけの余裕はない。おそらく、この問題に関しての議論には、優にもう一冊分の書物を必要とするであろう。それはまた、次の機会に譲りたい。

いずれにしてもここでは、「狂気」を意味する言葉の淵源に、太古の狩猟採集社会におけるシャーマンの奇怪な姿・外見の特徴が反映されている可能性だけに言及しておきたい。もちろん、そこには自然界に存在する幻覚物質やアルコールなどの関与も示唆されている。幻覚物質による酩酊も、アルコールによる酩酊も、ともに「よろめき」を生み、歩行障害を来す。「よろめくシャーマン」→「よろめく神」(例えばギリシア神話の酒神デュオニッソス)→「歩行障害の英雄」(エディプスなど)……それらは、狂気概念の淵源が少なくとも宗教的儀礼に発していることを物語っている。この「宗教的狂気」の意味系列こそ、狂気概念のもっとも古い起源といってもよいであろう。

第二章では、この古い精神病概念としてのマニアーに対して「静かな狂気」としてのメランコリーが啓蒙主義の重要な関心対象となり、啓蒙思想や自由啓蒙主義に基づくフランス革命に相前後する時期に「鎖からの解放」事績が各国で行われて、近代精神医学の成立したことについて詳述した。また、啓蒙主義の帰結のひとつである19世紀科学主義がもたらした産業革命の結果、脳科学が進展して生物学的精神医学が大きく前進したことも前章で述べた。

それに対して生物学的精神医学の対極にある心理学的精神医学の流れを記述する本章では、むしろマニアーこそが重要な対象となる。それは心理学的精神医学の登場が、啓蒙主義とは対極のロマン主義に深い関わりをもっているからにほかならない。

2. 精神療法の起源（その1）――ロマン主義的成分

生物学的精神医学がショック療法や薬物療法などの身体的治療方法をその臨床ストラテジーとしたのに対して、心理学的精神医学ではそれが必然的に心理的治療すなわち精神療法となる。では、この精神療法の起源をわれわれはどこに求めるべきなのであろうか？

多くの精神医学史研究者は、それを上述したシャーマンないしは預言者による呪術的なヒーリング儀式に求めている。そして近現代の精神医学史におけるその対応物こそ催眠・暗示療法であり、それが精神分析という代表的な精神療法に発展したとする。しかし、この基本的なストーリーの成立にはロマン主義という思潮が深く関わっている。

ロマン主義とは、もともと17世紀の古典主義に対抗する文学運動に対して名づけられたものであった。具体的には、当時の啓蒙主義に反対して理性よりも感情に価値を置き、自由奔放で情緒的な表現を好む態度となって現れ、それがやがて18世紀になると芸術・哲学・医学など各方面へと広がった。しかし、その大元の起源はヨーロッパ哲学に内包されていた形而上学に求めることができる。形而上学とは、形而下の自然学（フィジケ）とは異なる学（メタフィジケ）として構想され、古代ギリシア哲学でもプラトンのイデア論などがその代表的なものとされる。その起源は神話・宗教にあり、形而下の自然学が存在・質料・身体・有を扱うのに対して、生成・精神・無を扱う学問をいう。

したがって、ロマン主義の関心が向かう先は、目には見えないオカルト的で精神的な対象であり、その表現方法もまた同様に神秘的・情緒的なものが好まれた。その点では、心霊現象、降霊術、憑依現象、原因不明の疾病などは、当時のロマン主義にとって格好の関心対象となった。当時は、その存在は知られていたもののなお未解明であった磁気もそのひとつである。18世紀オーストリアの医師フランツ・アントン・メスメルの関心もそこに向かう【図18】。

メスメルは、1734年5月23日ライン川源流に近いイツナン（Iznang）に狩猟番の息子として誕生した。*3 1760年ウィーン大学医学部へ入学、67年医師資格を得る。68年、貴族の娘と結婚し、ウィーンで開業、有名人の治療にあたる。独自の動物磁気説（Magnetismus）に基づいて暗示的治療を行い、評判となる。メスメルによれば、人体には磁気が流れており、その磁気の増減や流れの異常が万病の原因とされた。したがって、治療はこの磁気を外部の人間から注入したり吸い上げたりしてコントロールすることによる。メスメルが患者の身体に磁石を当てたり手を触れたりするとそれが可能になる。77年、視力障害でメスメルの治療を受け軽快していたマリア・テレジア・パラディース（父

●哲学/シェリング、フィヒテ、ショーペンハウアーら

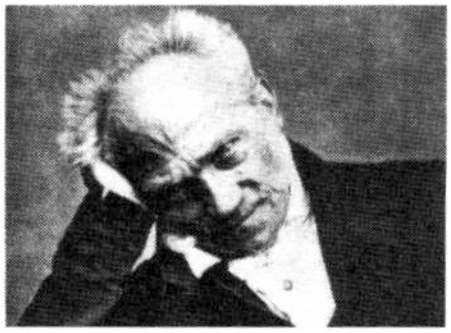

ショーペンハウアー

●文学・詩/ヘルダーリン、ワーズワース、バルザックら

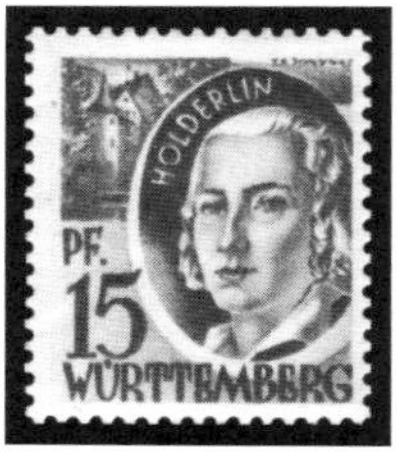

ヘルダーリン

●絵画（視覚表現）/フリードリヒら

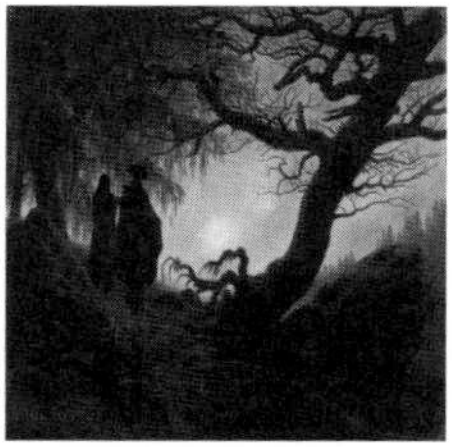

「月を観る二人の男」
（C.D. フリードリヒ、1819/20）

●医学/メスメル（磁気療法）、グメリン、ケルナーら

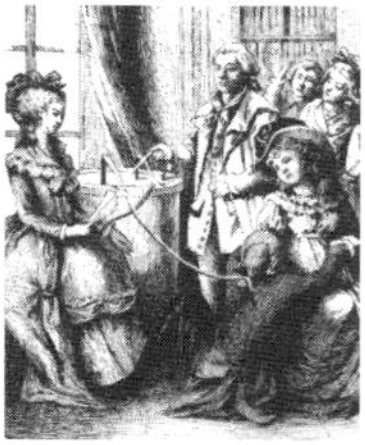

磁気治療の一場面

図18　18〜19世紀ロマン主義の具体例

親がマリア＝テレジアの秘書）をめぐって、一方で自宅への退院を拒否する患者およびメスメルと、それを主張する彼女の両親とがトラブルになり、78年2月パリへ移住。そこで再び開業し、社交界の有名人多数の治療を行う一方で、動物磁気説を頑なに主張したことで、パリ正統医学界からの反発を受ける。1802年、パリを離れ、スイスとドイツの国境にあるボーデン湖畔のフリードリクスハーフェンに移り、1804年の70歳の誕生日をもって引退を宣言。1814年メールスブルクへ転居し、翌年3月5日に自宅で死去した。彼の墓はメールスブルク

市営墓地にあり、その石碑にはフリーメーソンの刻印がある。メスメルの伝記は、彼の死後同じく磁気治療を信奉するドイツのユスティヌス・ケルナーによって書かれた。

ケルナーは、1786年9月18日ルードヴィヒスブルク市の役人の家に第六子として生まれた。一家は95年マウルブロンへ転居したが、そこで少年ケルナーは心身症になり、ハイルブロンの磁気治療師グメリンの施術を受け1年ほどで回復する。99年父親は死亡し、一家は再びルードヴィヒスブルクへ戻り、ケルナーは医学を学んで1819年ヴァインスベルク市で開業、同時に市専従医となる。26年、郊外のプレフォールスト村に住む女性フリーデリケ・ハウフェが発熱とけいれんで受診し、ケルナーは磁気的暗示療法で回復させた。ハウフェはトランス状態で予言を行い、ケルナーはそれを記録して29年に出版した（『プレフォールストの千里眼女』）。この著書にはテュービンゲン大学教授エッシェンマイヤー[*4]が考察を付し、たちまちハウフェは「千里眼女」として有名になった。またケルナーの医院も著名となり、多くの磁気療法関係者が訪問するようになった。しかし晩年、妻を亡くしてから次第に視力を失い、うつ状態となり、62年に死亡した。この晩年に至って、落ち葉にインクをたらし紙に押し当てて2つに折り、偶然現れる左右対称の図を楽しむという当時の子どもの遊び（インクのシミ遊び＝クレクソグラフィー）に興じ、図に文字を入れたり自作の詩を付けたりした。これにヒントを得てのちに心理検査法を考案したのが、スイスの精神科医ヘルマン・ロールシャッハであり、それがロールシャッハ・テストの起源といわれる。ケルナーのクレクソグラフィーをはじめ、詩や自伝などはグリムの編纂した『ケルナー選集[*5]』として刊行された。

ケルナーにかぎらず、メスメルとその磁気療法は当時のヨーロッパで広く信じられ支持されていた。こうした磁気治療に内包された暗示療法が大きく前面に出るのは、19世紀後半の催眠療法の隆盛による。とりわけ、パリとナンシーを軸にしたフランスでの展開が、それに関与した。すでに、磁気治療の公開実験を見たイギリスのジョン・ブレイドは、それが暗示療法であり、施術者の暗示によって被検者が眠りに入るのを客観的に捉え、「催眠（hypnosis）」という言葉をつくっていた（Braid, J., 1842）。[*6] また、磁気治療に関心をもっていたフランスのオギュスト・リエボーは、シュトラスブルク大学を卒業して医師となり、ナンシーで開業すると、催眠暗示を用いた治療を希望するすべての患者に施していた。それが評判となり、のちにナンシー大学の内科教授イポリート・ベルネームの見学するところとなる。ベルネームは、富者・貧者の分け隔てなく、貧者には無料で治療するリエボーの姿勢とその治療効果に感動し、催眠療法を医学的な治療のひとつとして高く評価した。

そのころ、フランスの首都パリでは、サルペトリエール病院で神経学を拓いたシャルコーが、ヒステリー発作が催眠暗示によって起こることを臨床講義で公開しており、のちにそこへ留学したフロイトもそれを見ることになる。

しかし、ベルネームは催眠をもっぱらヒステリーだけの特異的な治療とするシャルコーを批判し、シャルコーもまたベルネームやリエボーによる暗示治療の一般化を攻撃した。この両者の論争は「サルペトリエールvsナンシー」の学派対立として、催眠療法史のうえで有名となる。

精神分析医のエランベルジェは、メスメルにはじまる磁気療法と催眠、夢遊病やヒステリー研究、霊媒分析などに至る一連の動向を「第一次力動精神医学」として、その後のフロイトらによる精神分析の流れと区別しているが、両者は一連の歴史的流れのなかにあって精神医学史のうえで厳密に区分される必要は必ずしもない。それよりも、こうした磁気療法→催眠暗示療法→精神分析という精神療法の起源的な流れが、もっぱらロマン主義的思潮のみに基づいていると強調されることの方が、精神医学史のうえでは誤まりを生むことになろう。

3. 精神療法の起源（その2）——啓蒙主義的成分

近現代の精神医学史を正確に辿ってみるのなら、そこにおける精神療法の思想史的起源がロマン主義のみに由来していると考えるのは単純に過ぎる。より正確には、ロマン主義ほどの重みはもたないものの、明らかに啓蒙主義的な成分が関与しており、精神療法は、まさにロマン主義の太い流れが啓蒙主義に接したことによって生まれたと表現することもできる。

第二章でも見たように、カントは精神病を「悟性の誤り」であるとし、それを治療するのは医師ではなく哲学者（心理学者）の役割であるとしていた。カントのいう治療とは、つまり患者の誤りを正すことであり、患者自らが自らの悟性における誤りに気づくことである。それゆえ、カントの治療は主に教育的な働きかけを指すものであったと考えられる。また、その重要な点は、悟性の誤りであるところの狂気は「治療によって治る」としたことである。

これとほぼ同時期にイギリスで起きた事件を契機に、「狂気は治る」という啓蒙主義のスローガンが広がった。事件とは、ときの国王ジョージ三世の精神病発病であり、それに伴う治療的対応とその顚末である。

１７８８年10月、イングランド王ジョージ三世は激しい胃痛と足の筋肉痛を訴え、次第に不眠となって精神的に錯乱した状態となる。この間、医師団は瀉血、温浴、下剤の投与などを試みたが、いずれも効果がなく、翌月には拘束衣の使用が提案され王は幽閉された。対応に苦慮した王妃は精神病者施設を経営する牧師のフランシス・ウィリスを招くことを提案し、ウィリスは12月５日にロンドンへ招かれ、王とはじめて面接した。彼は「モラル・マネージメント」[*7]として「精神療法的に」病者を取り扱うことを提唱しており、この点では先のカントの治療と類似している。ただし、両者の違いは、ウィリスが「精神療法的」とした手段のなかに、拘束器具の使用が含まれていたという点にある。

患者の身体を拘束することは、それが結果として鎮静的に作用したり患者の不安を呼び起こすことで間接的に「精神治療的な」効果を生む。少なくとも当時はそう信じられていた。それゆえ、ウィリスのみならず、ドイツの精神病医エルンスト・ホルンやヨハン・クリスチャン・ライル、あるいはロマン主義医学者でライプツィヒ大学教授のヨハン・クリスチャン・ハインロートすらも、拘束器具の使用を推奨していた。また、拘束のみならず、回転ベッドや回転椅子などの回転器も考案され、同様の効果を期待して使用された【図19】。ちなみにライルは１８０３年、ギリシア語の「精神《プシュケー》」と「医学《イアトロス》」を組み合わせ、「精神医学《プシヒアトリー》（Psychiatrie）」という言葉をはじめて造語したことでも知られる。

これら拘束・回転器具は、現代の感覚では精神療法とは程遠い印象を与えるかもしれないが、何の有効な薬物療法もなかった18世紀末から19世紀にかけては、いわば鎮静剤代わりに使用され、アメリカ精神医学の父といわれるベンジャミン・ラッシュも強制椅子のことを「トランキライザー」と呼んでいた。

強制具（鎖の延長、鎮静、懲罰）

● 強制椅子
B. ラッシュ/「鎮静剤」

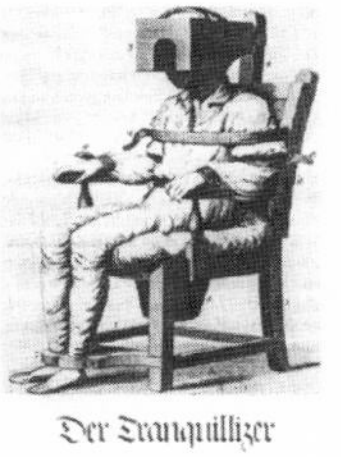

● 強制ベッド

回転器（催眠、催吐、衝撃、懲罰）

● 回転椅子
E. ダーウィン/1800頃構想
J. コックス/1804製作
W. ハラランン/1810改良

● 回転ベッド
E. ホルン/1818使用

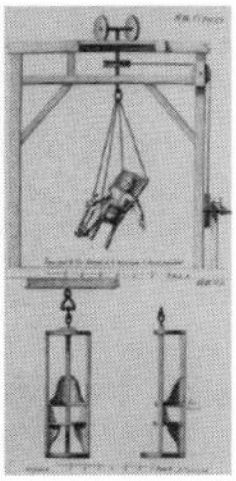

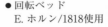

図 19　啓蒙主義が精神医学に遺した 2 つの装置

ウィリスも威嚇と拘束を手段として用い、1789年1月には強制椅子の使用を開始した。その約1カ月後、ウィリスは「王の病気が治癒した」と宣言する。さらにその1カ月後、彼は郷里のリンカーンシャーへ戻った。

このジョージ三世の狂気を機に、イギリスでは精神病院関連の法律が整備される。ウィリスのモラル・マネージメントはフランスのピネルにも影響したといわれる。しかし、ここで注目したいのは、近代精神療法の起源に、一方ではメスメルのはじめた磁石や手かざしを用いる磁気治療が、他方では上述のような強制器具などを使用したモラル・トリートメント[*7]があって、いずれも身体を介した手法が用いられていたことである。ロマン主義医学にみる磁気療法にしても、その本質が暗示であるにせよ、磁石なり磁気なりの物体的な影響を身体を介して与えることで治療が成立する。啓蒙主義に基づく近代精神医学においても、鎖の解放とほぼ同時期に登場した回転器や強制具は、それが一面で懲罰的に使われたにせよ、患者の側に起こる不安や恐怖に働きかけ、結果として鎮静的で理性的な反応を呼び起こす、いわば間接的精神療法に

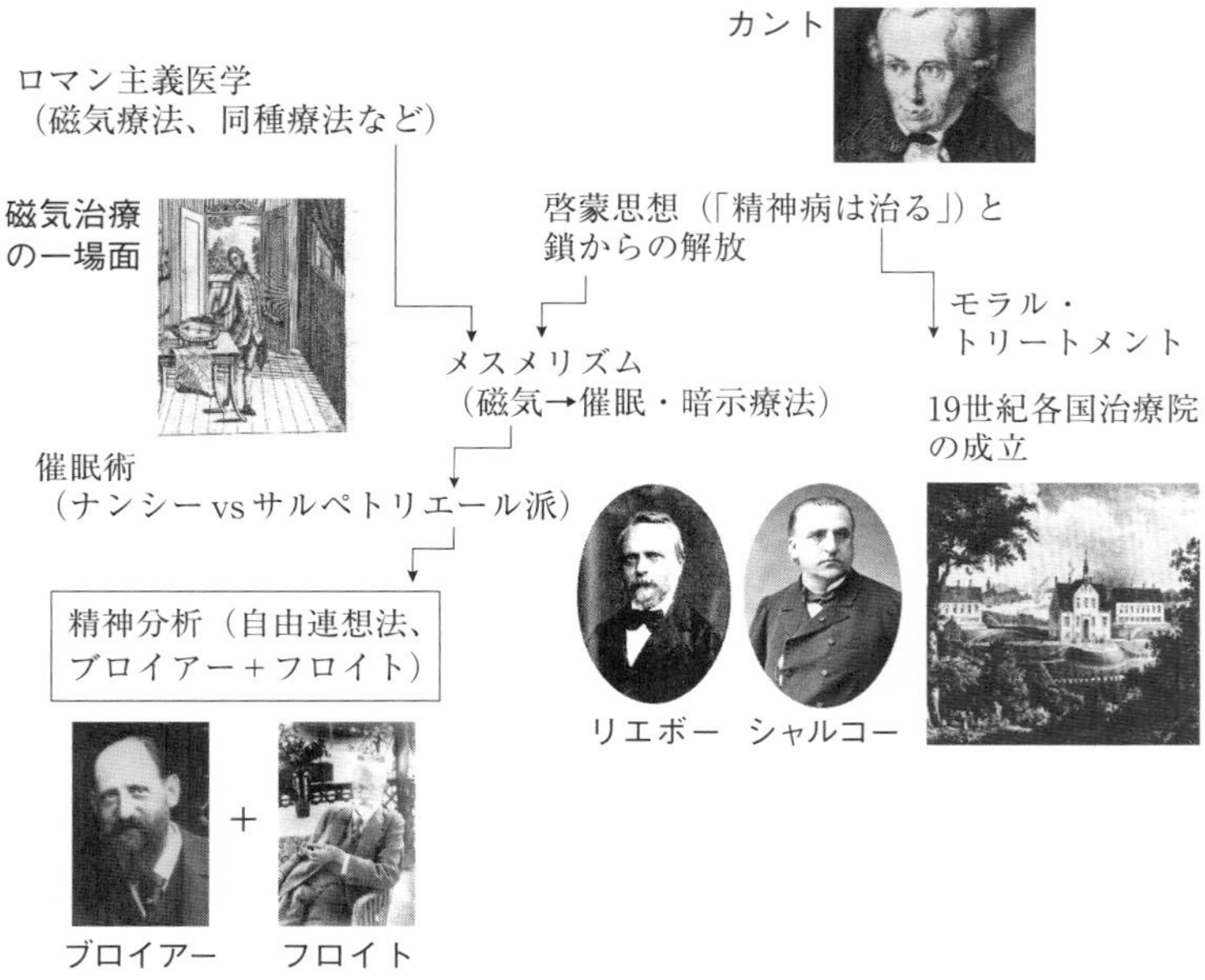

図 20　精神療法の 2 つの起源

なったと考えられるのである。

このように、もっぱら精神に働きかける治療手法が、近代においてともに身体を介してはじめられたという点は、精神医学史的にみても興味深い。というのも、のちの精神分析になると、その働きかける手法は身体ではなく言葉を介して行われ、それこそが精神療法の中心に据えられるからである【図20】。

4．精神分析の登場と興隆

ドイツにおける精神医学が大学を中心に展開されるに伴い、神経学にきわめて近い性格を帯びていったことについては、すでに述べた。そのような状況のなかで、脳や神経という物質的実体よりも、心理学的な原因や背景を求めようとする「心理学的精神医学」として、にわかに注目を集めたのが精神分析学（Psychoanalyse）であった。ジグムント・フロイトがウィーンで開業したのは、1885年にパリのシャルコーのもとに留学して帰国した翌86年のことである。それまでは、卒業したウィーン大学で精神科教授のマイネルトらについて、主に神経学や生理学の研究に携わっていた。シャルコーは当時、サルペトリエールでさかんにヒステリーの催眠に取り組んでおり、それを見学したフロイトも、地元ウィーンに帰るとヒステリー患者を対象に催眠術を使った治療法を看板に開業したのである。ところが、当時のウィーンですでにヒステリー患者を治療していた先輩医師のヨゼフ・ブロイアーは、患者に過去の外傷的体験を語らせることで症状が軽快することを観察しており、それを「語ることによる治療」[*8]（談話療法）と名づけていた。このブロイアーとの友人関係のなかで、フロイトも催眠を棄てて、患者に自由に語らせる「自由連想法」を手段とするようになる。彼らの共同研究は、1895年に刊行された共著『ヒステリー研究』[*9]となって実を結ぶ。これが精神分析のはじまりである。

しかし、精神分析理論とその発達過程については、これまでにも多数の書物が出されているので、ここでその全容を紹介することは避ける。本書では、あくまでも近代精神医学史との関連に焦点をあてて精神分析の流れを見ることがおもな目的であり、詳細については他の成書[*10]を参照いただきたい。

精神分析は、上述のようにパリのシャルコーのもとでヒステリーや催眠の勉強をしたウィーンの医師フロイトが、帰国後に開業して患者を治療する過程で組み立てられていった独自の理論である。同時にそれは、同じウィーンで開業していた先輩医師のブロイアーとともに催眠を棄てて自由連想法という技法を採用したフロイトの治療的な実践とも不可分であった。フロイトははじめ、ヒステリー患者の過去（思春期以前）に性的な虐待があり、それが外傷体験となってヒステリーが起こるという説（誘惑説）を唱えていたが、1897年ころに自らこの誘惑説を否定した。そして、小児の性的な発達理論や夢分析などによって次第に性欲（リビドー）中心の病因論を組み立て、私的な研究会をつくって精神分析を広める運動に取り組んでいった。

1908年にはウィーン精神分析学会（WPG）が、1910年にはオーストリア国外初となるベルリン精神分析学会（BGP）がつくられ、隣国スイスのチューリヒ大学精神病院（ブルクヘルツリ）の教授だったブロイラーや、その助手のユングらの賛同を得て、国際学会も開かれるようになった。このようにフロイトの精神分析運動は次第に広がりを見せはじめたが、1914年に勃発した第一次大戦によって、その拡張は中座する。ちなみにこの時期は、日本の明治から大正にかけての時代にあたり、わが国でも精神科医の中村古峡《なかむらこきょう》らがフロイト説を雑誌で紹介したり、のちの1931年には東北大学の古澤平作《こさわへいさく》がフロイトのもとに留学したりする。古澤は33年帰国すると東京で開業したが、これが日本初の精神分析診療所となった。

しかし、フロイトをはじめとする精神分析医の大半がユダヤ人であったことから、精神分析自体も人種的な偏見にさらされ、とりわけナチスの台頭したドイツにおいては迫害されてゆくことになる。1933年にナチ政権が誕生すると、多くのユダヤ人分析医が、主に英語圏諸国へと亡命しはじめ、ウィーンのフロイトもついにはロンドンへ亡命する（1938年）。そのため、これ以降の精神分析の歴史は、アメリカやイギリスなどを中心に展開され、シカゴ精神分析協会のフランツ・アレキサンダーらを中心として、内科疾患を力動的に解釈しようとする心身医学（Psychosomatic Medicine）が誕生したりした。

アメリカでは、アブラハム・ブリルによってフロイトらの著書『ヒステリー研究』が１９０９年に翻訳され、同年、心理学者のスタンリー・ホール（クラーク大学）がフロイト、ユング、フェレンツィらをアメリカに招待し、１９１１年にはニューヨークに最初の精神分析協会が設立されていた。また、精神分析を入院患者にも適用しようとするチェスナットロッジ（メリーランド、１９１０年開院）やメニンガー・クリニック（カンザス、１９１９年開院）なども現れてきた。

ボルチモアのジョンズ・ホプキンス大学精神科教授アドルフ・マイヤーは、スイスからアメリカへ移民した精神科医で、すでに１９１０年代から精神病を環境への反応として捉える心因論的（力動的）な精神医学を唱えていたので、アメリカでは精神分析を受容する土台が固まっていたともいえる。しかし、アメリカで精神分析が勢いを増すのは、約50人の大物分析家がナチズム期の１９３３年から１９３９年にかけてアメリカへ亡命してきたのちのことである。オットー・フェニヘル（33年亡命、ロスアンジェルス）、ヘレーネ・ドイチュ（35年、マサチューセッツ）、パウル・フェーデルン（38年、ニューヨーク）、ハインツ・ハルトマン（同）、ルネ・スピッツ（38年、トピカ）、フリーダ・フロム＝ライヒマン（38年、マサチューセッツ）、ハインツ・コフート（39年、シカゴ）らが、その代表である。アメリカではないが、メキシコに亡命したエーリヒ・フロムやイギリスへ移住したメラニー・クラインも有名である。やはりドイツからアメリカへ移住した分析医のカレン・ホーナイ（32年、シカゴ）はニューヨーク大学で、シャンドール・ラドー（31年、ニューヨーク）はコロンビア大学で、それぞれ精神分析学の講座を開設し、アメリカの大学にも精神分析が浸透することになった。戦後も、ジョンズ・ホプキンス（1947年）、エール（1948年）、ピッツバーグ（1956年）などの有名大学で精神分析の講座が生まれていった。

こうして新大陸へ渡ったユダヤ系分析医らは、新しい土地でそれぞれフロイトとは異なる学説を唱え、精神分析の創始者フロイトの説を基本的に継承するフロイト右派とは別の分派を形成していった。さまざまの分派が生まれたが、おもなものを挙げると、自我境界などの概念を導入して精神分析の適用を統合失調症（分裂病）に拡大したフェーデルンら、児童分析を通じて新たな発達概念と対象関係論を導いたクラインら、自己愛概念を拡張して自己心理学と共感による分析治療をはじめたコフートら、社会心理学的な視点をもちこんだフロムら、などがそれである。

なお、戦後に至って、当初は神経症と統合失調症の中間に位置すると考えられた境界例（Borderline Case）が注目を集めはじめたが、それをパーソナリティ障害の概念で説明し治療しようとしたオットー・カーンバーグも、ウィーンからチリを経てアメリカへ移住したユダヤ系精神分析医であった。

こうした分派は総じて、神経症を主たる対象としていたフロイト精神分析の臨床適応を精神病者、児童、一般人、パーソナリティ障害者などの対象へと拡大する役割を果たした。そのことで、とくにアメリカにおける精神分析は精神科の臨床のなかへ広く取り入れられることにもなった。また、児童を対象とする児童精神医学も、こうした精神分析の普及とともに発展した。やはりドイツからアメリカへ移住したレオ・カナーは、早期幼児自閉症（Early Infantile Autism）の概念を提唱し、今日の自閉症理解に先鞭をつけた（1943年）。また、カナーによる自閉症概念とはまったく別に、オーストリ

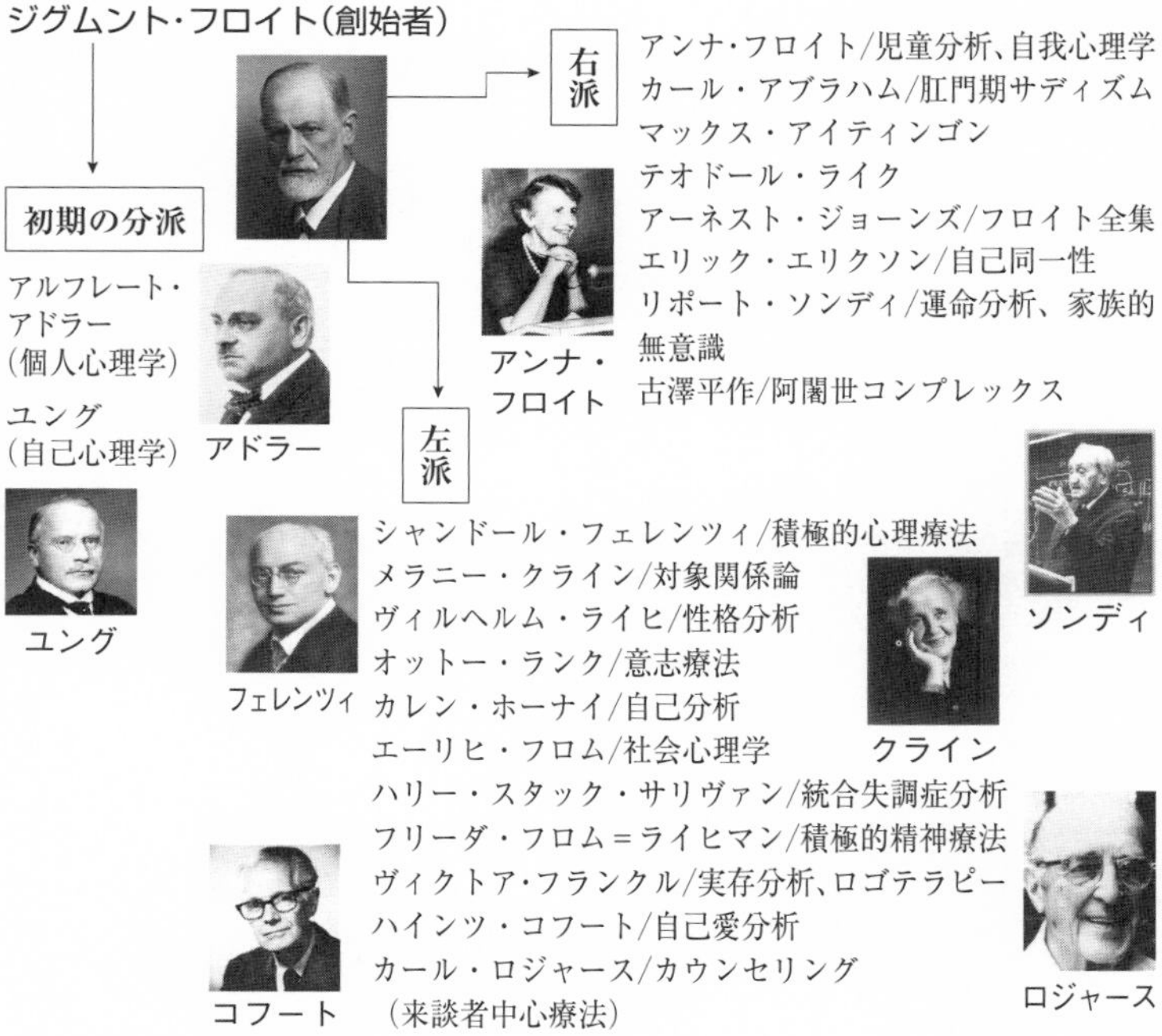

図21　精神分析の諸流派

ア（当時はナチ・ドイツの一部）でもほぼ同時期に小児科医のハンス・アスペルガーが独自の自閉症例を報告した（1944年）。こちらは、のちに「アスペルガー症候群」としてDSMにも収載され有名になった[*11]【図21】。

なお、精神分析とは異なるが、日本の森《もり》田《た》正馬《まさたけ》が大正期を中心に考案した森田療法は、仏教的な思想（「あるがまま」）を核としたユニークな精神療法として世界的に知られている。また、森田の死後も弟子を中心に継承され、今日でも実際に施行している医療機関がある。また、医師ではないが浄土真宗の僧侶、吉本伊信《よしもとこれのぶ》が戦後に考案した内観療法も、アルコール症者や犯罪者の更生に一定の役割を果たしている。

5．精神病理学

精神病理学とは、精神疾患に際して見られる症状とその心理状態を詳細に記述して、主に心理学的または哲学的な方法によって解釈したり分析する学問をいう。精神分析も広い意味では精神病理学の一分野をなすが、特殊な理論に基づいているため、一般的には精神病理学と区別されて扱われる。「精神病理学（Psychopathologie）」という言葉を最初に使ったのはドイツの精神科医ヘルマン・エミングハウスであったといわれる[*12]（Emminghaus, 1887）。しかし、精神病理学が進展するのは、精神分析と同様に20世紀以降のことである。

スイスのオイゲン・ブロイラーが「精神分裂病《シツォフレニーエン》」という名称を使い、その主要な臨床症状を研究した際、そこでさかんに援用したものは当時の心理学的知識であった。とくに連合心理学（Assosiationspsychologie）の知見が、分裂病症状を解明するうえでひとつのキーになると思われた。人間の観念はさまざまに内容を変えつつ頭のなかを飛び回っているが、そこには一定のつながり（連合）があって決してバラバラになることはない。ところが分裂病症状では、その連合がゆるんで、観念は「あたかも指揮者を欠いたオーケストラのように」勝手に活動して全体としての意味をなさない。――これがブロイラーのいう分裂病の基本的な症状、すなわち「連合弛緩（Assosiationslockerung）」である。

そのほかにもブロイラーは、当時勃興しつつあった隣国オーストリアでの精神分析学に理解を示したので、助手のひとりカール・グスタフ・ユングがウィーンのフロイトとさかんに交流するようになった。精神分析はもともと、開業医フロイトが診療所で外来患者に施行していたので、大学精神病院のような病院での入院患者への適応経験はなく、しかもフロイトおよびそのシンパはほとんどユダヤ人であったため、ユングのような大学精神病院の医師で、かつユダヤ人ではなく生粋の「アーリア人」が研究グループに参加してくれることは願ってもない貴重な機会であった。しかし、よく知られているようにユングとフロイトの関係は第一次大戦のはじまる前に早くも破綻するに至る。

チューリヒ・ブルクヘルツリというグリージンガー以来の伝統をもつ大学精神病院で、このようなブロイラーらの心理学的研究が進められていたころ、ドイツでも心理主義的な傾向をもつ精神医学が現れてきた。その代表は、ハイデルベルク大学精神科のヤスパースによる精神病理学である。

カール・ヤスパースは、クレペリンによって打ち建てられた精神科疾病学の体系が、もっぱら器質論的身体主義的立場に偏しすぎていることを批判し、ブロイラー同様に心理学的知見を応用して精神症状の理解につとめようとした。また、ヴェルニッケとその弟子クライストによる大脳局在論を「脳神話（Hirnmythologie）」という言葉で攻撃した。ただし、ヤスパースが援用したのは了解心理学[*13]（Verstehenspsychologie）で、正常心理では理解のできないとされる精神病症状のなかにも、ある程度理解できるものと、そうではないものとを区別してゆくところから出発する。前者は「了解可能」とされ、後者が「了解不能」の症状である。また、前者は心理的な反応として症状に発展したもの（Entwicklung）、後者はもともとの素因に基づく過程（Prozess）であるとした。そうした研究を行うためには、患者の語る話を正確に記述し、その内容を現象そのままとして受け止めねばならない。それがヤスパースのいう記述的現象学（deskriptive Phänomenologie）である。なお、ここで付け加えておくべきは、ヤスパースもまたブロイラー同様に症状群説の立場に立っていたことである。この点でも、ヤスパースはクレペリンに反対の立場を明確にする。

ヤスパースは、この手法を用いて患者の精神症状を詳細に観察し、１９１３年には記念碑的ともいえる『精神病理学総論』[*14]を刊行する。この立場は、ケルン大学精神科（戦後ハイデルベルク大学精神科教授）のクルト・シュナイダーによって受け継がれ、今日の精神病理学の基礎となった。なお、ヤスパースはその後同じハイデルベルク大学の哲学科へ転じたが、結婚相手がユダヤ人であったことでナチズム期にはその職を失う。

シュナイダーは、たしかにヤスパースの現象学的立場を継承したが、基本的にはクレペリンと同じく身体論者であり、やはりクレペリン同様の疾患単位説に立つ学者であった。ナチズム期には冷遇されたが、戦後ハイデルベルク大学精神科教授となり、その後長いあいだ使われることになる精神病理学教科書[*15]を著す。そこでは、クレペリン以来の分裂病・躁うつ病の二大内因性精神病論が再び疾病学の基本的図式に取り上げられ、ブロイラーの症状群説は退けられている。ただし、シュナイダーはブロイラーのつくり出した「分裂病（Schizophrenie）」という言葉を、クレペリンの標記した「早発痴呆（Dementia praecox）」という古風な用語に置き換え、同様にクレペリンの「躁うつ病（Manisch-depressives Irresein）」も「ツィクロチミー（Zyklothymie）」という一語に変更している。これによって、両者の精神病名ともに、欧米語では形容詞の形での使用が可能となった。また、シュナイダーが記述した分裂病の「一級症状」「二級症状」などの診断的指標は、のちのアメリカ精神医学会の診断基準（DSM）にも取り込まれている。

ヤスパースやシュナイダーの精神病理学は、患者の症状や言動を客観的に記述しその内容を分析したり整理しようとするもので、「記述現象学的精神病理学」と称される。それに対して、特定の症状とくに妄想に焦点をあて、なぜその症状が出現してきたのかという発病の契機を分析しようとする精神病理学も現れてきた。その典型は、西南ドイツのテュービンゲン大学教授エルンスト・クレッチュマーの心因性妄想概念や精神病者の病前性格に関する研究である。クレッチュマーはクレペリンによって内因性とされた妄想疾患の一部に心理的原因（独特の病前性格と発病状況）を認め、これを『敏感関係妄想』[*16]（1918）として記載した。また、分裂病や躁うつ病にも特徴的な性格（それぞれ分裂気質と循環気質）および体格（細長型と肥満型）があるとした。また、クレッチュマーの師にあたるローベルト・ガウプも、被害妄想から地域住民を多数殺害した学校教諭の精神鑑定を通じて、妄想の成り立ちを明らかにしようとした（「事例：教頭ヴァーグナー」1920）。こうした研究はテュービンゲン大学を中心になされていったので、これを精神病理学の「テュービンゲン学派」と呼んでいる。

このテュービンゲン学派にかぎらず、妄想という症状は精神病理学にとって格好の研究対象となり、フランスでもさかんに取り上げられた。とくに、恋愛妄想（エロトマニア）や人物入れ替わり妄想（人物誤認症候群）などの詳しい記述が、ド・クレランボーやジャン・カプグラらのフランス人精神科医によってなされた。

なお、第二次大戦後の精神病理学については、本章の最終節と第八章で述べる。

6. 心理テストの歴史

すでに触れた19世紀後期の優生思想や民族衛生学の登場を背景として、人間の精神的能力を客観的に測定し比較しようとする試みが生まれた。その代表が知能テストである。

１８９０年にイギリスのジェイムズ・キャッテルがメンタル・テストを考案したのに続き、１９０５年にはフランスのアルフレッド・ビネーが知能検査法を作成する。そのきっかけとなった出来事は、フランスにおける普通学級制度の導入であった。このテストはその後、日本にも移入されて改変され、「鈴木ビネー式検査」あるいは「田中ビネー知能検査」として今日でも使用されている。[*17] 知能は年齢とともに変化するので、テストで得られた数字を被験者の年齢で補正したものを知能指数（ＩＱ）と呼ぶ。知能テストはその後も改変が加えられ、就学・就職や徴兵などに際して広く用いられるようになった。第二次大戦のはじまった１９３９年には、アメリカのデイヴィット・ウェクスラーらによって成人用知能テストが開発された（ＷＡＩＳ）。１９４９年には、その児童版（ＷＩＳＣ）もつくられた。

一方、人格検査法も第二次大戦に際しての徴兵検査や軍の諜報員試験などに用いる目的から、主にアメリカで開発され、ＭＭＰＩ（ミネソタ式多面的人格検査）、ＴＡＴ（物語・空想テスト）、ＳＣＴ（文章完成テスト）、ギルフォード・テストなどが登場する。このうち、ＴＡＴは質問紙法ではなく投影法と呼ばれる、精神内界を具体的な質問によってではなく、絵や図版に対する印象や空想から間接的に

テストの種類			開発者	開発年	備　　考
知能検査法		メンタル・テスト	M. キャッテル	1890	
		ビネー・シモン法	A. ビネー	1905	1920年、鈴木治太郎により改変→鈴木ビネー式検査
		WAIS	D. ウェクスラー	1939	1949年、児童用を作成（WISC）
人格検査法	質問紙法	MMPI	S. ハザウェーほか	1940	
		YG	矢田部ほか	1954	1940年のギルフォードによる性格因子研究に基づいて作成
		MAS	J. A. テイラー	1953	
	作業検査法	内田・クレペリン	E. クレペリン	1910	1947年以降、内田勇三郎により日本で広く普及
	投影法	ロールシャッハ・テスト	H. ロールシャッハ	1921	J. ケルナーによるクレクソグラフィーから考案
		TAT	H. マレーら	1936〜	
		SCT		1930〜	第二次大戦中、米軍諜報員選抜方法として確立
		ソンディ・テスト	L. ソンディ	1939〜	

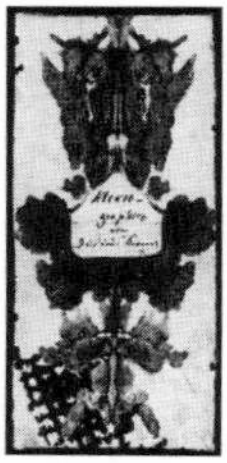

ケルナーのクレクソグラフィー
（1855頃）

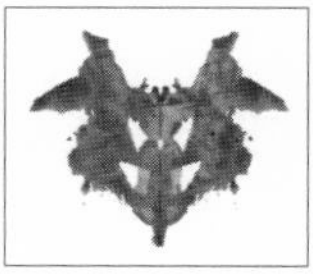

ロールシャッハ・テストの図版
（1921）

図 22　主な心理テストの歴史

知る方法に基いている。この投影法の代表がロールシャッハ・テストで、1921年、スイスの精神科医ヘルマン・ロールシャッハによって考案されたものである。*18 その着想のもととなったのは、すでに記したように、19世紀のドイツ・ロマン派の医師ケルナーがつくったインクのシミを利用した絵画（クレクソグラフィー）であった。ちなみに日本での人格検査法は、戦後になって本格的に導入され実施された【図22】。

また、ロールシャッハ・テストと並んでハンガリー出身の精神分析医リポート・ソンディが、1939年以降に開発したソンディ・テストも投影法のひとつとして用いられるようになった。こちらは精神病者や犯罪者の顔写真を被験者に提示して、その好悪を判断させる独特の検査法となっている。

戦後の薬物療法の発展に伴い、主として服薬の効果を数量化して判定する目的から、多数の質問紙法（自己評価表 self-rating scale）が開発された。それらは疾患別に細分化され、その項目も更新される傾向にある。しかしながら、これらの自己評価表は、あくまでも記入する側の主観に頼り、多くは○×式の回答を機械的に集計して数値化するものであり、結果が一見客観的な数値として出るにせよ、必ずしも心理学的な意味でのテストとは言い難いように思われる。この方式は精神疾患の国際的診断基準（ＩＣＤやＤＳＭ）におけるマニュアル式の診断方法にも近いため、同基準の普及に伴って単なる薬剤の治療効果のみならず、うつ状態をはじめとする症状問診票にまで拡大利用されるようになった。

7. 精神分析の衰退

1933年1月、首相の座について政権を獲得したアドルフ・ヒトラーとナチ党は、反ユダヤ主義政策をつぎつぎと実行に移しはじめる。その最初が公職からのユダヤ人追放令(『公務員再建法』)で、これによりドイツ国内の公立の大学、研究機関、医療機関などでユダヤ人学者・医師らがいっせいに解雇される。また、フロイトをはじめとするユダヤ人学者らの著書も焚書の対象となり、刊行が禁止された。[*19]

フランス革命が啓蒙主義に基づくものであったのに対して、ナチ革命は明らかにロマン主義革命である。それが同じロマン主義を背景として成立した精神分析を排除しようとしたのは、一見矛盾していると思われるかもしれない。しかし、ナチズムが敵視したのは精神分析そのものではなく、あくまでもユダヤ人であった。実際、フロイトをはじめとするユダヤ人分析医が追放されると、「ドイツ的精神」や「アーリア的精神分析」を掲げた「ドイツ一般医学精神療法学会」がマチアス・ゲーリングのもとで再編され、これが事実上のナチズム期に公認された唯一の精神分析学会になる。ちなみにゲーリングはナチ・ドイツ空軍総司令官ヘルマン・ゲーリングの従兄弟にあたる精神分析医だった。彼のもとには、ナチ党員分析医らが集められ学会員となった。

1935年には「ニュルンベルク諸法」といわれる人種法が制定され、精神分析にかぎらずユダヤ人医師の診療は大幅に制限されることになった。1936年にはベルリン精神分析研究所(BPI)

が接収されて「ドイツ心理学精神療法研究所」と名称を変え、所長にはゲーリングが就任した。所員には、自律訓練法の創始者ヨハンネス・ハインリッヒ・シュルツ、反ユダヤ主義者のハラルド・シュルツ＝ヘンケ、ユング派分析医のオットー・クルティウス、ナチス副総統ルドルフ・ヘスの主治医で同じくユング派のグスタフ・ハイヤーらが集まった。

1938年にオーストリアがドイツに併合されると、この反ユダヤ人法はそのままオーストリア領内でも適用され、ウィーン市内にあるフロイトの自宅兼診療所にも秘密警察《ゲシュタポ》が捜索に入り、フロイト親子も国外亡命を余儀なくされる。このとき、ウィーン精神分析協会（WPG）と同研究所（WPI）ならびに国際精神分析出版所（IVP）はゲーリングのドイツ心理学精神療法研究所に統合された。また、それらの資産は出版権を含めベルリンへ移され、残りはスイスへ売却された。

やがて1945年、ゲーリングはベルリンを占領したソ連軍の捕虜となり、ポーゼンの捕虜収容所で病死したが、残りの所員やナチ党員分析医の大半は生き延びることになった。

このように、少なくとも精神分析発祥の国であるオーストリアをはじめ、広くドイツ語圏諸国の精神分析はナチスの反ユダヤ主義によって壊滅したといってよいであろう。戦後の精神分析活動は、そのナチスのもとから主に英語圏の国々へと亡命したユダヤ系分析医によって再び担われることになる【図23】。

しかし、こうしたユダヤ人分析医の亡命により精神分析大国になったアメリカでは、精神科薬物療法が進展するにしたがい、精神分析は次第に信用を失ってゆく。その最大の契機となったものが、すでに触れた1987年の「チェスナットロッジ裁判」（第三章脚注17参照）だった。

西暦	反ユダヤ主義政策など	精神分析学会の動向
1933	「公務員再建法」(ユダヤ人公職追放)	フロイトらの著作が焚書および発禁の対象に
	ダハウに最初の強制収容所開設	ドイツ一般医学精神療法学会長にゲーリング就任、精神分析学会からのユダヤ人追放始まる
1935	ニュルンベルク諸法	ドイツ精神分析学会からユダヤ人全員が追放、ユダヤ人医師の保険診療禁止
1936		ベルリン精神分析研究所が接収
1938	オーストリア併合、ウィーンのフロイト自宅に突撃隊が侵入、フロイト親子がロンドンへ亡命、「水晶の夜」	ウィーン精神分析学会・研究所の解体、ドイツ一般医学精神療法学会に併合 ドイツ一般医学精神療法学会は労働戦線組織の管理下へ
1939	ポーランド侵攻(第二次大戦の始まり)	フロイト、ロンドンで病死
1940	ワルシャワ・ゲットー設置	
1941	独ソ戦、移動射殺部隊による大量殺戮	
1942	ヴァンゼー会談	
1943	ワルシャワ・ゲットーの蜂起と解体	
1945	ナチ・ドイツ無条件降伏、第二次大戦の終結	ゲーリングはソ連の捕虜となりポーゼンで病死

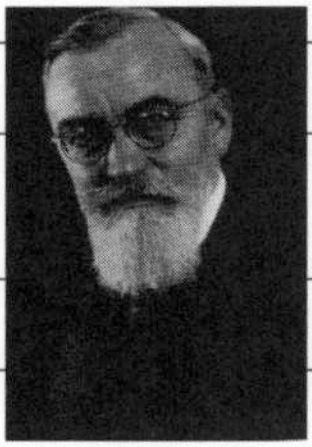

ゲーリング

図 23　ナチズム期の精神分析学会の再編

その一方、戦後の精神分析そのものの内的な姿勢のなかにも、その衰退をうかがわせる点があったことは強調しておかなければならない。それは、上述したようなナチズム期のユダヤ人分析医がこうむった被害や苦痛に対して、ドイツのみならず国際精神分析学会自身がまったく想起しなかった点である。

戦後のドイツでは、ベルリンのドイツ心理学精神療法研究所がユング派で反ユダヤ主義者であったシュルツ＝ヘンケらによって再興された（1947年）。これに対して、元来フロイト派であったミュラー＝ブラウンシュヴァイクは1950年に「ドイツ精神分析協会」（DPV）をつくって対抗し、こちらが国際精神分析学会の会員として認められた。しかし、ナチズム期の過去を取り上げて想起し検証しようとする動きはなく、ドイツでは長いあいだにわたって国際精神分析学会が開催されることもなかった。[*20]

本来であれば、過去の出来事を想起し、それを分析するのが精神分析の一番の重要な仕事であるはずなのだが、戦後の精神分析はその作業を怠ったのである。いや、むしろ集団的に抑圧してしまったという方が正しいであろう。これが、以下に述べる精神病理学の退潮と同様に、精神分析そのものの信頼性を大きく損ね、ひいては全体としての衰退の一契機となったものと考えられる。

8. 精神病理学の退潮

19世紀の自然科学の発達と産業革命に伴う技術革新によって生物学的精神医学が大きく進展し、未知の精神病の原因もいずれは解明されるとの楽観的な気風が一度は生まれたものの、20世紀に入ると脳科学の進展にさほどの期待がもてない現実が表面化し、精神分析や精神病理学に関心が集まるようになったことは、すでに述べた。

さらに、20世紀前半のヨーロッパでは、18世紀のロマン主義的思潮が形を変えて復調してきたことも、心理学的精神医学の興隆にあずかっていたと考えられる。たとえば、アンリ・ベルグソンらの実存主義的哲学や、フロイトらによる宗教批判などがそれである。これらは一見、啓蒙主義的な思潮に見えるが、ラディカルな意味での反神論という点でロマン主義から発しており、後者はすでに、前世紀の後期にロマン派の後継者ともいえるニーチェ哲学によっても唱えられていた。第二次大戦後の20世紀後半になっても、ホロコーストや原爆投下などの未曾有の歴史事象を経験したことから、虚無的な世界観が一定の広がりをもって受け止められていた【図24】。

しかし、大戦後の世界が東西冷戦構造のなかで一定の安定的な均衡を示し、戦後の経済復興で自由世界の経済成長が人々に豊かな暮らしをもたらしたことなどから、1980年代を過ぎるとロマン主義的傾向は背後に退いた。同時に、第二次大戦の記憶が経済復興とともに忘れられ、あるいは抑圧されていったことも、そうした変化に影響を与えた。このような思想史的大状況を背景として心理学的精神医学は全体に退潮をはじめ、その逆のパラダイムである生物学的精神医学の隆盛が顕著になってきた。

上述した精神分析の衰退には、こうした生物学的精神医学、とくに薬物療法の隆盛が関与していたわけであるが、同時にナチズム期の精神分析史に対する集団的抑圧ともいえる反歴史的姿勢が背景に

・ダーウィン進化論
（『種の起源』1859）
チャールズ・ダーウィン
（1809–82）

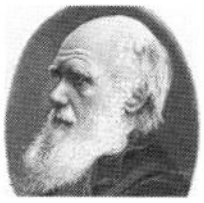

・マルクス唯物論
（『資本論』1867）
カール・マルクス
（1818–83）

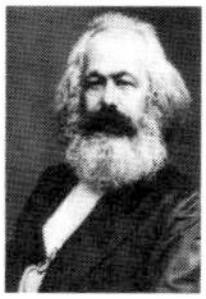

・産業革命とそれに伴う急速な都市化の波→「アノミー型社会」
（『自殺論』1897）
エミール・デュルケーム
（1858–1917）

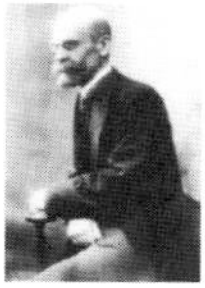

・ニーチェ「神は死んだ」
（『悦ばしき知識』1882）
フリードリヒ・ニーチェ
（1844–1900）

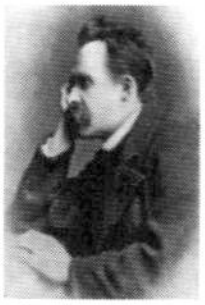

・フロイト「宗教は人類全体の強迫神経症」
（『幻想の未来』1927）
ジグムント・フロイト
（1856–1939）

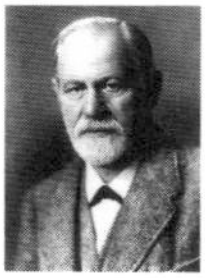

・アドルノ「アウシュヴィッツのあとで詩を書くことは野蛮だ」
（『啓蒙の弁証法』1959）
テオドール・アドルノ
（1903–69）

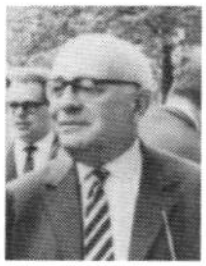

図 24　19世紀科学主義と20世紀無神論の系譜

あったと考えられる。精神分析と同じく1980年代から退潮をしはじめた精神病理学についても、ほとんど同じことがいえる。

　とはいえ、精神病理学が抱えていた、精神分析の場合とは若干異なるトラウマ事情については、ここで説明が必要であろう。精神分析が主にユダヤ人研究者によって発展し、それゆえにこそ、ナチスによって再編され、ほとんどのユダヤ人分析医が職場を追われ国外に亡命を余儀なくされ、代わって「アーリア系」の非ユダヤ人分析医に独占された経緯についてはすでに述べた。つまり、そこでは同じ専門領域のなかで被害者と加害者が向き合っていた。

　しかしながら、精神病理学の場

合、妻がユダヤ人であったことによって失職したヤスパースやカール・ヴィルマンス、自身がユダヤ人であるがゆえに亡命を余儀なくされたマイヤー＝グロスなどの例はあるものの、同じ専門領域のなかに含まれる「被害者」すなわちユダヤ人の数は決して多くはなく、精神分析のそれには遠く及ばなかった。また、精神病理学という分野全体がナチスによって禁止されたわけでもない。むしろ、少なからざる精神病理学者が、ナチズム期の「安楽死」に加担した事実がある。その詳細は第七章で取り上げるが、フリードリヒ・マウツ（当時ケーニヒスベルク大学精神科教授）、ヴェルナー・フィリンガー（同ブレスラウ大学精神科教授）、フリードリヒ・パンゼ（同ボン大学講師）らが殺害の対象とされた「価値なき生命」を選別する「鑑定医」をつとめていたり、精神病理学者ではなかったがユリウス・ハーラーフォールデン（カイザー・ヴィルヘルム脳研究所教授）やヴィクトア・フォン・ヴァイツゼッカー（ブレスラウ大学神経科教授）らが殺害された患者の脳を収集していたりした。彼らは、戦後も例外なく「社会復帰」を果たし、西ドイツ国内の大学教授に就職したばかりか、マウツに至ってはドイツ精神神経学会（DGPN）の会長（のちに名誉会員）に就いていた。つまり、精神病理学の場合、被害者はまさに「安楽死」の対象とされた精神障害者であった。

こうした事実も、戦後長らく医学界のかばい合い体質などによって触れられることなく経過したが、1983年以降の詳細な再検証によって、次第に精神神経学会自身が過去の歴史を認めざるを得なくなり、2010年に至って会長フランク・シュナイダーが謝罪表明を行った[*20]ことは記憶に新しい。それによって学会は、マウツらの名誉会員の資格などを過去にさかのぼって公式に破棄した。

高名な精神病理学者の過去のみならず、関連する哲学領域でもナチズム期の再検証が行われた結果、たとえば実存哲学の代表的学者とされたマルティン・ハイデガーのナチ党員としての過去も問題化され、その哲学的言動も含めて批判されることになった。ハイデガーの哲学は精神病理学、ことに戦後のドイツ語圏精神病理学において流行した現存在分析に決定的な影響を与えていたので、いわゆる現象学的ないしは人間学的精神病理学（テレンバッハ、ブランケンブルク、キスカーらに代表された）がこれを契機とする退潮の先陣を切ることになったのであろう。そこで働いたモーメントは、精神分析の場合と同様に、過去において加害者として行動した個人や団体が、自らの過去を集団的に抑圧し否認することで体面を保とうとしたものの、再検証によって過去が想起され、権威的学者らに対する信頼が失われ、逆に批判が高まったことで、その権威が根底から失墜してしまったことにある。たとえ、哲学的に高邁な、またときには難解な論証で精神病者の世界を解釈できたとしても、それが過去において精神病者の大量殺害に関与していた人物によってなされていたことが判明すれば、当然その学問的な信頼にも疑問符が付かざるを得ない。

しかし、何度強調してもよいのは、精神分析や精神病理学などの心理主義的精神医学全体の退潮の背景に、コンピューターの登場と普及などに代表される20世紀後半における新たな科学主義の台頭と、それに伴う実存哲学などのロマン主義的思潮の衰退が一種の大状況として見て取れる点である。われわれは、ともすると薬物療法に代表される生物学的精神医学の発展だけが精神分析のような心理学的精神医学全体の衰退を招いたと単純に考えがちである。だが、精神医学の歴史を辿り、その背後に存在する思想史的な潮流の影響を勘案してきたわれわれにとって、そうした単純な歴史分析は、もはやきわめて表面的かつ不十分なものと感じられるであろう。

【注】

＊1　16世紀に北極圏を探検したイギリスの商人、リチャード・ジョンソンの報告書のなかに、その様相を描写した箇所があることが指摘されている。それによれば、「一五六五年一月一日、イギリス人の商人リチャード・ジョンソンは、北極圏を越えてサモイェード人の地域まで探検を進め、ペチョラ川の川辺である呪術的儀礼に直面した。……呪術師（シャーマン）はふるいに似た大きな太鼓をハンマーで打ち鳴らし、顔を動物の骨と歯で飾った布で完全に覆い隠し、荒々しい叫び声をあげた。彼は不意に気を失うと、死人のようにしばらく身動きせずにいた。そして目をさまし、供儀を指示して、歌い始めた」（ギンズブルグ・C、竹山博英訳［1992］『闇の歴史』せりか書房）。

＊2　ソーマは、何らかのキノコの絞り汁であるともいわれるが、その正体は未詳。

＊3　メスメル（Mesmer）という姓の原形はMesner（鐘撞人）であり、彼の祖父の代まではこの古い職業姓が用いられていた。当時の教会鐘撞業は、住民に時刻を知らせる以外にも、種々の重要な情報（有名人の冠婚葬祭、決闘や公開処刑の開始など）を伝達する職業として、ヨーロッパの都市部では代々継承される専門職でもあった。

＊4　カール・フォン・エッシェンマイヤーはテュービンゲン大学で精神医学を講じ、メスメルの動物磁気説を信奉した。また、ハーネマンのホメオパシー（第三章参照）の研究者としても知られる。

＊5　Grimm,G. (1981). *Ausgewählte Werke*. Reclam.

＊6　Braidによるこの言葉は1842年の彼の講演ではじめて使用された（lecture on 1 March 1842, “Public Notice: Neurohypnology; or, The Rationale of Nervous Sleep”, The Times, No. 17918, [Monday, 28 February 1842]）。

＊7　これと類似した言葉に「モラル・トリートメント（トレトマン・モラール）」がある。この言葉は、もっぱら医師による医学的治療というニュアンスで用いられる。それに対して「モラル・マネージメント」は必ずしも医師にはよらない教育者や宗教家などによる一般的な施設の処遇改善運動などに際し

て使われることが多い。ただし、歴史的にみるなら、両者はともに19世紀後半以降に登場した新しい言葉であり、その使用にも厳格な区別はなかったものと考えられる。

＊8 ブロイアーは、この方法を「煙突掃除（チムニースイーピング）」にたとえている。なお、フロイトは年上のブロイアーから経済的な援助も受けていて、この件も後年の両名の仲違いにとってひとつの要因になったといわれる。

＊9 Freud, S. & Breuer, J. (1895). *Studien über Hysterie*. Franz Deuticke.（懸田克躬他訳［1982］『フロイト著作集7』人文書院、ほか参照）

＊10 Freud, S. (1946). *Selbstdarstellung*. Imago Publishing.（邦訳は、生松敬三訳［1975］『自叙・精神分析』みすず書房）が、フロイト自身による精神分析理論の発展過程の説明を知るうえでもっともわかりやすいと思われる。

＊11 アスペルガーは、自閉的でもっぱら知的障害とみられていた小児のなかにかぎられた領域では天才的能力を発揮する者があり、それを「小さな教授」と呼んで診断的に考慮すべきことを唱えた（１９４４年）。当時は注目されなかったが、戦後になってその論文が再発見され、「高機能自閉症」「アスペルガー症候群」などとして発達障害の一部に組み込まれた。なお、アスペルガーは、こうした病的状態を取り上げることで当時行われていたナチスによる小児の「安楽死」に反対しようとしていたとの見方がある一方、アスペルガーもまた「安楽死」に関与していたとの批判もあることに注意（安楽死に関しては第七章参照）。シェファー・E、山田美明訳（2019）『アスペルガー医師とナチス——発達障害の一つの起源』（光文社）を参照。

＊12 Emminghaus, H. (1878). *Allgemeine Psychopathologie zur Einführung in das Studium der Geistesstörungen*. F.C.W. Vogel.

＊13 了解心理学は、ドイツの哲学者ヴィルヘルム・ディルタイ（1833-1911）によって構想された内的・主観的整合性を重視する心理学的見方。

＊14　ヤスパース・K、西丸四方訳（1971）『精神病理学原論』みすず書房

＊15　Schneider, K. (1950). *Klinische Psychopathologie*. Thieme.（新しい全訳は針間博彦訳［2007］『臨床精神病理学』文光堂、部分訳は西丸四方訳［1971］『臨床精神病理学序説』みすず書房）

＊16　クレッチマー・E、切替辰哉訳（1961）『敏感関係妄想』文光堂

＊17　日本における知能テストは、戦前・戦中においては軍隊の兵員選別に利用され、戦後は新制教育の普及とともに学校教育の現場で、さらに高度経済成長に伴い産業（企業）における人材選抜などに用いられた。反精神医学の影響が及んだ1960年代の終盤になると、こうした経緯への反省もあって学界内部からもテスト批判が出され「心理テスト有害論」なども唱えられた（第九章および下記を参照）。日本臨床心理学会編（1979）『心理テスト・その虚構と現実』現代書館。

＊18　ロールシャッハ・H、片口安史訳（1964）『精神診断学』牧書店

＊19　以下の歴史経緯の詳細は、小俣和一郎（1997）『精神医学とナチズム』（講談社）を参照。

＊20　ドイツで第二次大戦後にはじめて国際精神分析学会が開かれるのは、実に戦後35年を経た1980年（バンベルク）のことである。詳しくは Klee, E. (2001). Deutsche Medizin im Dritten Reich. Fischer. を参照。

＊21　シュナイダー講演の全文は岩井一正により邦訳されている（岩井一正訳［2011］「70年の沈黙を破って――ドイツ精神医学精神療法神経学会（DGPPN）の2010年総会における謝罪表明」精神神経学雑誌、第113巻、782-796頁）。

第五章　精神医学と優生学

——ヒトラーによって、われわれの30年来の夢がはじめて実現可能となった。

（エルンスト・リュディン）

1．変質学説と進化論——真逆のベクトル

第三章で、19世紀の近代精神医学、とりわけ生物学的精神医学に影響を与えた2つの学説を取り上げた。すなわち、モレルの変質学説とダーウィンの進化論である。この2つは19世紀の半ばに相次いで現れ、ともに精神病の遺伝的原因説に大きく影響したのであるが、その主張は真逆の方向を示している。

変質学説は時代が下るほど人類は退化・変質してゆくというものであり、進化論は自然淘汰が進むことで生物の進化が起こるとしていた。しかし、精神病のような事象に対しては、一般に変質学説の方がより符合するものと受け止められた。精神病のみならず、犯罪や天才などの事象に関しても、それらがいわば正常からの偏奇として、変質に基づくものとする考え方がまさっていた。イタリアの精神科医チェーザレ・ロンブローゾによる説は、その代表的なものである。そこでは天才もまた変質の

結果とされる。ロンブローゾは、犯罪者が遺伝的に決められているという「生来犯罪者説」を唱えたことで知られる。しかし、ロンブローゾが同じ論理のもとで取り上げたのは、犯罪者とは一見対照的にみえる「天才」である。それによれば「天才は一種の病的な状態すなわち変質であり、犯罪者、精神病者と共通の基盤をもっている」[*1]。

この明快な主張は「天才は多少なりとも風変わりだ」という一般通念にもアピールして、その著書『天才論』もベストセラーになり、各国語に翻訳された（邦訳は1914年、辻潤による）[*2]。ロンブローゾによる「天才と狂気」説は、のちのワイマール共和国期のドイツでさらにランゲ＝アイヒバウムやクレッチュマーらの天才論となって精神医学的に論じられてゆく。その論旨はロンブローゾの天才論と基本的に変わりはない。

これに対して、ダーウィンの従兄弟にあたるイギリスの医師フランシス・ゴルトンは、天才のような高い知能は遺伝するとして、「優生学（Eugenics）」と命名した分野をつくりだした（1883年）。ゴルトンによれば、優生学とは「人種《レース》の血統を向上させることに資するすべての学問」[*3]である。つまり、天才のような並外れた知能は遺伝によるもので人類にとっては歓迎すべき能力であり、こうした血筋を研究しつくりだすことが優生学の目的のひとつとされた。ここには、変質学説とは明らかに逆の方向性をもった論理がある。退化ではなく、進化こそが遺伝を通じて将来を決めるのである。

ゴルトンのこうした考えは、同じヨーロッパでもとくにドイツ語圏で歓迎され、優生学は近代国民国家の発展に資すると考えられた「民族衛生学」や「人種衛生学」とほぼ同義の言葉として広まることになる。「民族《フォルク》」と「人種《ラッセ》」は必ずしも同義とはいえないが、優生学との関係ではほとんど区別されずに使われている。また、これらの学問は19世紀後半以降に進展する生物学や遺伝学を追い風として勢いを増す。

本章では、このような優生学の歴史が精神医学史とどう関係してきたのか、また、それは精神医学史の流れにどのような影響を与えたのか、などの点を中心に述べてみたい。

2. 人種衛生学

すでにスイス・チューリヒ大学精神科教授だったアウグスト・フォレルは、1892年に精神障害者の断種を世界ではじめて実行していたが、その弟子であったドイツ人アルフレート・プレッツは1895年に『人種衛生学の基本』[*4]と題する著書を著し、1904年には『人種および社会生物学雑誌』[*5]を創刊してドイツにおける優生学の第一人者となる。さらに翌年には「人種衛生学会（Die Gesellschaft für Rassenhygiene）」がプレッツらによって組織された。プレッツはその後ミュンヘンに移り、チューリヒでフォレルの同門であった後輩のエルンスト・リュディン[*6]と、また、フライブルクでオイゲン・フィッシャーと協力し、学会支部の拡大につとめた。

しかしながら、こうしたドイツを中心とする人種衛生学拡大の流れは、1914年にはじまった第一次大戦によって中断する。それが再び回帰するのは、1920年代のワイマール共和国時代のことである。1921年に公刊されたバウアー、フィッシャー、レンツの3名による共著『人類遺伝学と人種衛生学の基礎』[*7]は、その第2版をヒトラー自身が『わが闘争』[*8]を執筆するなかで参考にしたとさ

主な優生学者	生没年	事績・主張	備　考
F. ゴルトン	1822-1911	「優生学」(1883) 天才的知能の遺伝	ダーウィンの従兄弟
W. シャルマイヤー	1857-1919	『遺伝と淘汰』(1903)	黄禍論者
A. フォレル	1848-1931	精神障害者の断種 (1892) 反戦主義 (戦争は逆淘汰)	バハイ教徒
A. プレッツ	1860-1940	人種衛生学 (1895/1905)	NSDAP
E. リュディン	1874-1952	ナチ断種法 (1933)	NSDAP
A. グロートヤーン	1869-1931	結核の断種 (1923)	SPD
E. フィッシャー	1874-1967	KWI 人類学所長 (1927)	NSDAP
F. レンツ	1887-1976	安楽死無用論 (1923)	
E. バウアー	1875-1933	『人類遺伝学と人種衛生学の基礎』(1921) 共著者	植物学者

＊表中略号　KWI＝カイザー・ヴィルヘルム研究所、NSDAP＝ナチ党員
SPD＝社会民主党員

図 25　主な優生学者とその主張

れる。著者のひとりで上述のフィッシャーは、フライブルク大学解剖学ならびに人類学の教授だったが、1910年、プレッツとの交流を機に人種衛生学フライブルク支部を立ち上げた。1927年には新設されたカイザー・ヴィルヘルム人類遺伝学研究所長となり、その後ナチ党員となった。また、同じく代表的な優生学者とされるアルフレート・グロートヤーンは、1926年に知的障害者の強制断種論を唱えた。[*9] グロートヤーンは感染症である結核もまた遺伝を背景にすると主張したことで有名だが、それは結核にかかりやすい体質(身体の「低格性」)が遺伝するとしたもので、この考え方は、次章で述べるように日本でもハンセン病

に対して引き継がれる。なお、グロートヤーンはナチ党員ではなく、ワイマール共和国時代にナチスに対抗した社会民主党の党員だった[*10]【図25】。

3. ナチズムと優生学

1920年にドイツ労働者党（DAP）から国家社会主義ドイツ労働者党（NSDAP）と改名して結党されたのがナチ党である[*11]。党首アドルフ・ヒトラーは党勢を拡大し、1923年にはミュンヘンで一揆を起こすに至る（いわゆるミュンヘン一揆）。これは失敗に終わり、ヒトラーをはじめとする首謀者は裁判で有罪になり郊外のランズベルク刑務所で服役した。このとき、ヒトラーが口述したナチズム運動の歴史や自らの政治理念をまとめた原稿が『わが闘争』（初版は上巻が1925年、下巻が1927年に刊行）である。

このなかでヒトラーはドイツ民族たる「アーリア人」を「最優秀民族」「文化創造者」と規定し、ユダヤ人を「劣等種族」「文化破壊者」とした。また、精神病者や障害者を「民族の血を汚すもの」と明記して、ユダヤ人を含む「劣等者」の排除を政策に掲げた。このとき、ヒトラー自身も先述の人種衛生学を参照し、自らの政策に科学的根拠を与えようとした。

やがてナチスが国会で議席を獲得し政治の場へ進出すると、優生学者もまたそれを歓迎し、「国家的学問」の担い手として自らの地位を向上させようとした。上述のフィッシャーをはじめ、多くの優生学者がナチ党に入党する。優生学の基本的主張とは、優秀な血統を増やす一方で、劣悪な血統を減じるということである。そのための手段が前者では健康の増進（スポーツの奨励、禁酒・禁煙運動など）であり、後者では結婚制限や断種となる。優生学は明らかに優劣の較差を強調し、その点で本質的な不平等性を内包している。ナチスもまた「優秀なドイツ人」に対して「劣等なユダヤ人」を対置し、前者に対しては増加を、後者に対しては減少ないし根絶を主張する。これらの主張が同質であるので、「優生学イコールナチズム」とか、「ナチスの優生思想」といったフレーズが多用され、両者は同一であるかのような見解が一般にも浸透してきたかの感がある。上述した共著者のひとりで優生学者のフリッツ・レンツもまた「優生学はファシズムと本質的な親和性を有する」と明記している。しかしながら、こうした親和性がどこまで本質的かに関しては、のちの項で記すように論議がある。

いずれにしても、ナチズム期に優生学者が時の政権に迎合し、ナチスもまた彼らを利用した結果、以下のナチ断種法をはじめとする優生政策が登場する。

（1） 断種法（1933年）
（2） レーベンスボルン協会（1935年）
（3） 人種法（1935年）
（4） 「安楽死」（1939～1945年）

このうち、最後の「安楽死」については単純な優生政策とはいえず、また精神医学の歴史とも密接に関わることなので、第七章で独立して詳しく取り上げてみたい。1939年にドイツがポーランドへ侵攻して第二次大戦がはじまると、断種政策は中止され、代わって「安楽死」という名目の精神障害者大量殺人が実行に移される。

クレペリンは、第一次大戦中にミュンヘンで専門的総合的な精神医学研究所を立ち上げようとして、その遺伝・民族衛生学部門長にリュディンを指名した（1918年）。研究所はのちに、カイザー・ヴィルヘルム研究所に組織統合され、その精神医学部門となったが、リュディンは引き続き精神医学者としての立場から精神障害の遺伝研究を推し進めた。1933年にヒトラー政権が登場すると断種法の起草に携わり、それはほどなく国内法として成立する（「遺伝病子孫予防法」）。そこで強制的断種の対象とされた「遺伝病」の範囲にはクレペリンの規定した内因精神病や知的障害などが含まれていた。

このときクレペリンはすでに死亡していたが、メビウスの変質論[*12]に由来する「内因」精神病という概念のもとで早発痴呆と躁うつ病の二大精神病を「未知ではあるが体質的な遺伝要因」を有するものとして、その背後に何らかの遺伝を想定していた。また、その予防的な対応としての断種処置を肯定していた。それゆえ、クレペリンとリュディンはほぼ同一の優生学的考え方に立脚していたものと思われる。いずれにしても、断種法のもとでナチズム期に断種された障害者は20〜40万人にのぼると推計されている。

一方、この断種法とは逆に、「優秀なアーリア人」の数を増やそうとする政策のもっともラジカルなものがレーベンスボルン協会[*13]（Lebensborn e.V.）の設立である。この協会は親衛隊長ハインリヒ・ヒムラーの命令によって1935年に親衛隊組織のひとつとして設けられたが、その当初の目的はナ

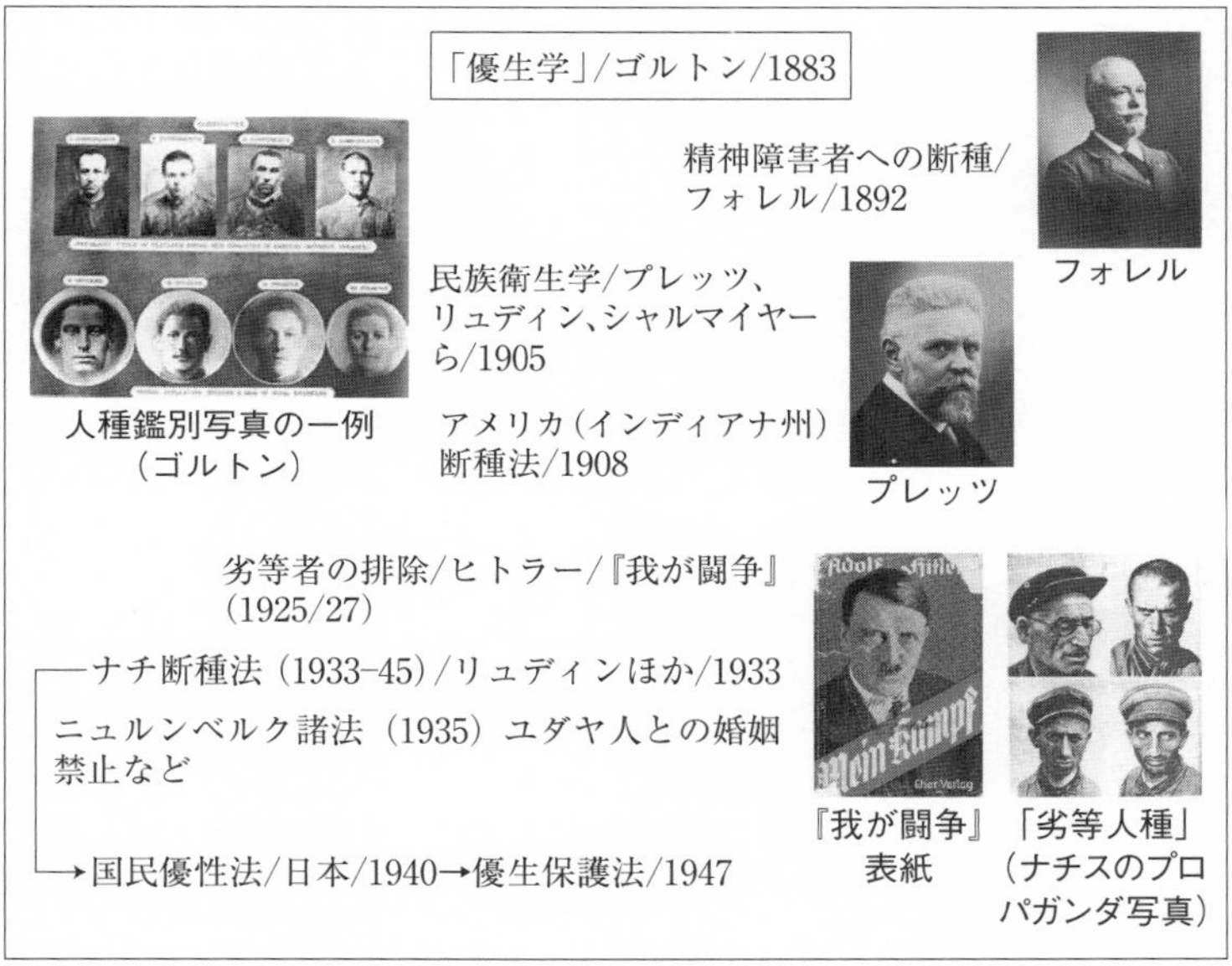

図 26　優生学と断種法

チスの人種ドグマに基づいて選び抜かれた親衛隊員の純潔を保つことであった。親衛隊員の子どもを宿した未婚のドイツ人女性はレーベンスボルン協会の運営する出産施設[*14]で手厚く助産・看護され、生まれた子どもも大切に養育された。こうした助産・養育施設はその後も各地につくられ、開戦後はドイツ占領下の国々にも設けられて、人種鑑定医によりアーリア人と認定された孤児や戦争未亡人の子どもなどが親から引き離されて収容された。彼らは占領地の「ゲルマン化」政策の柱として、また将来のドイツを担う「優秀な支配民族」として養育されることになっていた。そのため、1945年のドイツ敗戦後は、国際赤十字がヨーロッパ全土で収容されていた子どもの親探しをしなければならなかった。

レーベンスボルン協会の設立と同じ年、ニュルンベルクのナチ党大会では、「帝国市民権法」と「血統保護法」とがそろって採択され、ドイツ人とユダヤ人との結婚が禁止され、ユダヤ人は市民権を失った。この2つの法律はまとめて「ニュルンベルク諸法」といわれ、ともに人種法として歴史に残る差別的法律の典型となった。[*15] このとき、誰をユダヤ人とするのか、混血の割合をどう決めるのか、なども法的に規定されたが、その図式はまさに優生学的な様式を模したものであった。重要なことは、先の断種法により遺伝性とされた精神障害などの疾患が断種の対象となり、劣等者を排除するという『わが闘争』以来のナチス流優生政策の要になったのと同様に、のちのホロコースト（ユダヤ人大量殺人）の犠牲者を選別する法的基準として人種法が機能した点である。ポーランドにおけるホロコースト（ラインハルト作戦）を決めた1942年のヴァンゼー会議でも、混血ユダヤ人（いわゆる半ユダヤ人、4分の1ユダヤ人）の扱いが議題の中心を占めていた。したがって、ホロコーストもまた、ナチス優生政策の延長上に位置していたと見ることもできるが、このテーマもまた「安楽死」と同様に精神医学史にとって重要な位置をもっているので、章を改めて取り上げる（第八章）【図26】。

4. 優生学、優生思想、優生政策

ここで「優生学、優生思想、優生政策」という3つの言葉について説明を加えておきたい。この三者は、どれも「優生」という語がつくので、あまり区別なく不正確に用いられてきた。とりわけマスコミなどでは、もっぱら書き手の都合で三者が恣意的に使われ、一般読者はかなり混乱しているのではないか。あるいは、一般的にこの三者が同じ意味だと誤解している読者も少なくないと思われる。本書では、このような混乱は避けたいので、ここで言葉の意味上の区別について述べておきたい。

まず、「優生学（Eugenics）」という言葉は、先に述べたようにイギリスの医師ゴルトンが1883年にギリシア語のEu（よい）とGenos（生産、遺伝）という二語を結合してつくりだしたもので、それ以前にはなかった新しい造語である。それに対して、「優生思想」という言葉の意味は非常に曖昧で、はるかに広い使い方がなされる。たとえば、品種改良というアイデアも優生思想のひとつといえる。人間にとって栽培のしやすい小麦や病害虫に強い作物を交配してつくりだすことは四大文明以前から行われており、きわめて古い起源をもつ考え方であった。同様に、家畜の交配も正確な起源は不明ながら、古くから行われていた。[*16] このような人為的な取り組みとは別に、ダーウィンの進化論にいう自然淘汰によっても動植物は環境に適応して姿かたちを変える。そうした自然淘汰を人間社会にまで敷衍すれば、医療や福祉の進歩は逆に病人や障害者の延命などにつながり、自然淘汰に反するものという「社会ダーウィニズム」の考え方に至る。実際にも19世紀の終わりごろから社会ダーウィニズムはヨーロッパで広がり、優生学者もそれを取り上げたので、優生学と優生思想は同義語のように使われることにもなった。しかし、両者は本来、別の言葉といってもよい（ただし、「優生思想」という言葉の初出は明らかではない）。

これに対して「優生政策」は、優生学に基づいた政治政策という意味[*17]であり、その意味で法的にも予算的にも裏づけをもつ。それゆえ、たとえば断種法によって強制的に断種された人々は「優生政策の犠牲者」と表現できるが、「優生思想の犠牲者」というのは正確ではないことになる。あるいは、すべての元凶が優生思想にあるとする論調も、品種改良に代表されるような歴史上の広い意味での優生的考え方を全否定することはできないので、必ずしも正当な表現だとはいいきれない。また、一般によく使われるように「ナチズムの優生思想」という表現も、場合によっては疑問なしとはいえない。

5.「退廃芸術」——ナチズムと優生学をめぐる断章

1937年、ミュンヘンで開かれた「退廃芸術展（Ausstellung der entarteten Kunst）」は、その後ドイツの主要都市を巡回して開催され、内外に多くの反響を呼んだ。「退廃芸術」とは、印象派、表現主義、ダダイズムなどの前衛絵画や彫刻を指し、そのほかにもユダヤ人作家の手になる芸術作品が含まれていた。これらの作品は、いずれもナチスによって「退廃的」とされ攻撃されたのだが、ゴッホ、ココシュカ、ピカソらの著名作家による抽象・前衛絵画が中心であったため、それらはのちにナチ画商によってスイスでオークションにかけられ、安値で飛ぶように売れたという皮肉なエピソードもある。

「退廃的」という日本語の原語であるドイツ語の「entartet」という言葉は同時に「変質（Entartung）」の形容詞でもあり、その背後に変質論の影がちらつく。この言葉は実際、メビウスがモレルの変質論をドイツ語で紹介した折から使われていた。それゆえ、退廃芸術という日本語も「変質した芸術」という呼び方が正当かもしれない。

これらの芸術作品は今日でも世界中で高く評価されているので、ナチスの評価は間違っていたとするのはたやすい。しかし、何をもってナチスは個々の芸術作品を退廃的あるいは変質的としたのであろうか——？　その基準は必ずしも明確とはいえない。しかしながら、先のミュンヘン以降の退廃芸術展に際して、精神病者の絵画が比較参照の対象とされていたことは記しておかなければならない。具体的には、1922年に出版されたドイツ人精神科医ハンス・プリンツホルンの『精神病者の絵画』[*18]に収録されたもの（いわゆるプリンツホルン・コレクション）から抜き出された作品である。プリンツホルンはドイツを中心に多くの精神病院を回り、そこに所蔵されていた病者の絵画を精力的に収集した。その数は約5千点にのぼり、彼の所属していたハイデルベルク大学精神病院に保管されていた。表現主義の画家もまた、それらから強い影響を受けたといわれる。プリンツホルン死後の1933年、政権を獲得したナチスによって同大精神科教授に任命された党員のカール・シュナイダーが、退廃芸術展にそれらの絵画を提供したのである。

つまりここでは、精神病と変質の問題が前衛作家の天才的作品に再び結びつけられている。これは、まさに本章の冒頭で述べた変質論と同一の主張であり、優生学の主張すなわち天才イコール進化とは逆の論理にも思われる。このねじれは何であろうか？　もちろん変質論も優生学も、ともに近代啓蒙主義のひとつの所産であるが、ナチズムは世界的ユダヤ人ネットワークによる陰謀説、古代ゲルマン神話への回帰、支配民族の創出などに代表されるロマン主義的・反啓蒙的な主義主張を根底にもつものであった。この点からすると、ヒトラーとナチスは優生学を積極的に取り込んだものの、それは自らの極端で非科学的ともいえる人種政策や優生政策に表面的な科学的装いを施すものに過ぎなかったとも考えられる。実際、人種法に規定された「ユダヤ人」も厳密に遺伝学的に決定されたものなどではなく、4代さかのぼることのできる「ユダヤ教徒」という大雑把な宗教的規定に基づいていた。退廃芸術の規定に至っては優生学よりも、どちらかといえば「精神病変質論」に近い考え方に基づいていたように見える。

科学史家の米本昌平[*19]や社会学者の市野川容孝[*20]は、優生学はナチズムとは本質的に何の関係もないと主張している。その論拠として、スウェーデンのような北欧福祉国家や民主主義の戦後日本などでも断種法が機能して、多くの障害者に強制断種処置が行われていたことを挙げている。ナチスの反ユダヤ主義や人種政策などを見ると、それらは一見優生学的に見えるが、あるいはそれも優生学という衣をまとっただけの単なる外見にすぎないものかもしれない[*21]。

6. 第二次大戦後の優生学

上述のようなナチズム期の優生学や優生政策と人種主義との結合に対する反省や嫌悪は、戦後のニュルンベルク医師裁判（1946〜1948年）などを通じてナチ「安楽死」と強制収容所における人体実験などが裁かれたことも手伝って、否応なく高まった。その結果、医学のみならず科学界全般に優生学という言葉や概念すらをも忌避する風潮が現れ、人間にとっての影響力という点では遺伝よりも環境が重視されるようになった。この傾向は精神医学の分野においても相似的であったといえる。すなわち、向精神薬が開発され世界中で販売され使用された一方で、環境の影響や発達過程を重視する精神分析や精神病理学がもてはやされるようになる。

しかし、その一方でＤＮＡの発見にはじまる遺伝子研究は急速に進歩し、クローン羊ドリーの誕生など人間以外の遺伝子操作が可能となり、やがてヒトゲノム計画にみるように人間の遺伝子配列の解読が進んで新たな倫理問題が指摘されるようになった。また、医療においても臓器移植や人体実験問題が表面化して「生命倫理学」[*22]なる分野が新たに登場する。

とはいえ、遺伝医学の発達は速く、出生前診断とそれによる人工妊娠中絶、生殖補助療法など、現実の医療場面ではさまざまな選択肢が提供され、いまや優生学的判断は医療の最終消費者ともいえる患者個々人の決定に委ねられたような現状にある（優生学の個人化）。このことは、遺伝子操作技術つまりヒト遺伝子を構成する塩基を自由に入れ替えることが可能となったことで、専門家ではなくても個人がコンピューター操作などで新しい遺伝子をつくりだす新技術により、いっそう強化されつつある。

以上、主として欧米を中心とする優生学の歴史を述べてきたが、日本でのそれについては次章（第六章）で取り上げる。

【注】

＊1　Lombroso, C. (1888). *L'uomo di Genio*. F. Alcan.
＊2　辻潤は教師時代に天才論を翻訳したが、のちに放浪の文学者となり妄想症状を発症して精神病院に入院した（『ロンブロゾオ天才論』植竹書院、１９１４年）。
＊3　Galton, F. (1883). *Inquiries into human faculty and its development*. Eugenics Society.
＊4　正確なタイトルは『わが人種の勤勉さと弱者の保護――人種衛生学の基本（第1巻）』でフィッシャー

社から刊行されたが、第2巻は出されなかった（Die Tüchtigkeit unserer Rasse und der Schutz der Schwachen. Grundlinien einer Rassenhygiene, I Teil）。

＊5　Archiv für Rassen- und Gesellschafts-Biologie（なお、この刊行物の出版社はミュンヘンで主に医学書を出版していたレーマン社で、その経営者ユリウス・レーマンは1931年にナチ党へ入党）。

＊6　プレッツはリュディンの姉パウリーネと結婚したので、プレッツとリュディンは義兄弟ということになる。なおパウリーネは1942年にスイスで自殺した。

＊7　Bauer-Fischer-Lenz（1921）. *Grundriss der menschlichen Erblichkeitslehre und Rassenhygiene.* Lehmanns Verlag.（著者名は、ドイツ語書誌情報でもこのように3人の姓のみの連名になっているので、ここでもそのままとする。この本はその後も版を重ね、のちにアウシュヴィッツでの人体実験を指示したフェルシュアらも著者に加わる。）

＊8　Hitler, A.（1925/1927）. *Mein Kampf, I, II.* Eher Verlag. 日本では1930年代から紹介され、抄訳・部分訳などが出版されたが、戦後ドイツでは出版禁止となった（議論の末、2015年に解説つきで出版）。日本では戦時中の1943年に完訳が出版され、戦後も翻訳が続いたが、最新の邦訳は平野一郎・将積茂訳（1973）『わが闘争』角川書店。

＊9　Grotjahn, A.（1926）. *Die Hygiene der menschlichen Fortpflanzung.* Urban & Schwarzenberg.

＊10　グロートヤーンはナチ政権登場以前の1931年に死亡しているので、ナチ断種法その他の優生政策との直接的関わりはなかった。

＊11　1918年アントン・ドレクスラーらによって結成された小政党「ドイツ労働者党」へ1919年9月に入党したのがヒトラーである。当時ヒトラーは第一次大戦の敗北後に政治家となる決意をして、なお兵役に就いたまま過ごしていたが、演説の才を見込まれて入党を勧誘され、たちまち頭角を現した。

＊12　クレペリンの「内因（endogen）」という術語はメビウスによって1892年につくられた。また、メビウスはフランスのモレルが唱えた変質学説を受け入れ、ドイツにおける変質論（Entartungstheorie）

の代表的学者となった。

＊13 Lilienthal, G. (1985). *Der "Lebensborn e.V."*. Fischer.

＊14 最初の施設はミュンヘンの東に位置するシュタインヘーリングに1936年に開かれ、終戦までに占領地を含め11箇所以上が設けられた。ドイツ敗戦直前の1945年4月末アメリカ軍部隊がここに到達したとき、なお162人の子どもが残されていた。

＊15 戦後も南アフリカでは、この法律をモデルにしたアパルトヘイト政策が行われていた。

＊16 最初に家畜化された動物は犬ともいわれるが、詳細は不明。ただし、家畜化とは人間に有益な特徴を遺伝レベルで変化させる過程であり、単純に人間に馴らす調教とは異なる。

＊17 江戸幕府第三代将軍の家光は、鎖国政策に際して外国人男性と日本人女性との結婚を禁止した。これは厳密な意味での優生政策とはいえないが、家光が混血を忌み嫌っていたためともいわれる（荒野泰典[2004]「近世日本の国家領域と境界」史学会編『歴史学の最前線』東京大学出版会）。

＊18 Prinzhorn, H. (1922). *Bildnerei der Geisteskranken*. Springer.

＊19 米本昌平（1989）『遺伝管理社会』弘文堂

＊20 市野川容孝（1999）「近代医学と死の医療化（下の一）」思想、第902巻、42-60頁

＊21 市野川は、優生学者は基本的に反戦平和主義者であることを指摘している。優生学者にとって戦争は健康な兵士の死を意味する。したがって日本の軍国主義を優勢政策との関連で強調した藤野の主張に対しても批判的である（藤野豊[1998]『日本ファシズムと優生思想』かもがわ出版）。

＊22 生命倫理学（バイオエシックス）の誕生とその歴史にまつわる文献は多数存在する。ここでは代表的なものとして、香川知晶（2000）『生命倫理の成立』（勁草書房）を挙げておく。

第六章　近代日本の精神医学

――（精神病者は）此病ヲ受ケタルノ不幸ノ外ニ、
此邦ニ生マレタルノ不幸ヲ重ヌルモノト云フベシ。

（呉秀三）

1. 明治維新以前

最初に、日本の近代化すなわち明治維新のはじまる以前の、日本における精神医学に関連する状況について簡単に概観しておこう。詳細は拙著『精神病院の起源』[*1]で述べているので、そちらを参照してほしい。

周知のように日本の近代化は欧米のそれを移入することによってはじまったので、明治維新以前に日本に近代精神医学は存在しなかった。しかしながら第二章で触れたように、近代精神医学が成立する以前から、精神病者に対する処遇はなされており、精神病者の収容施設や慈善的・治療的な対応も存在していた。この事情はヨーロッパ世界にかぎらず日本でも同様であった。

具体的には、仏教各派による寺院などでの治療の試みがなされ、その方法は各派の疾病観・医療観

寺院名	宗　派	成立年	場　所	主な治療法	派生した精神病院名（開設年）
岩倉大雲寺	真言宗	971（978）	京都・岩倉	水治療	岩倉癲狂院（1884）
順因寺	天台宗→浄土真宗	1192	愛知・岡崎	灸 漢方薬	羽栗病院（1946）
浄見寺	浄土真宗	1599	大阪・熊取	漢方薬	本多病院（1882）
順行寺	浄土真宗	1700以前	新潟・鵜森	漢方薬	永井精神病院（1894）
専念寺	浄土真宗	1553	広島・廿日市	漢方薬	武田精神病院（1900）

図 27　明治維新以降に精神病院が派生する主な仏教寺院

により異なるものであった。たとえば、密教では疾病の原因を鬼神の憑依とみる立場から、病魔退散を目的とした加持祈禱や水（滝）治療[*2]などがなされた。それに対して、浄土真宗寺院では、神鬼不拝の立場から密教のような鬼神論的疾病観は退けられ、疾病の原因も自然的なものに変わったことで漢方薬や灸などが治療の手段とされる。さらに、江戸期の日蓮宗寺院では、太鼓の詠唱や参籠生活を通じた音楽療法的ないしは生活療法的な試みも一部で行われていた。

　これらの仏教寺院（またはその参詣者を泊める民間の宿屋）が起源となって、明治維新以降は近代欧米的な意味における精神病院が派生する。その主な例などをまとめて表にかかげる【図27】。

　一方、医学的な意味での精神病概念自体は中国医学の古典のひとつである『黄帝内経』に現れる「癲狂《てんきょう》」[*3]が、奈良時代に『大宝律令』の条文として移入されたのを嚆矢とする。すなわち「癲狂者の犯罪はその罰を軽減する」との、近代刑法における心神喪失規定にも似た条文である。しかし、『大宝律令』自体が中国の『唐令』の引き写しであり、精神病者の心神喪失条項も法学的というより、当時の儒学的な意味での慈悲的寛容さに基づいていたと考えられる。[*4]

鎌倉期の僧医・梶原性全《かじわらしょうぜん》は、自著『万安方《まんあんぽう》』（1315年）のなかで、癲狂とならびアルコール性精神病にあたる「酒風（中酒）」を記載しているが、これは当時すでにアルコールによる精神障害が目立つものであったことを示唆している（平安末から鎌倉初期の成立といわれる『病草紙《やまいのそうし》』にもアルコール幻覚症と考えられる絵が入れられている）[*5]。

フランスやドイツなどのヨーロッパ諸国で近代精神医学が誕生したころ、日本は江戸時代の後期を迎えていた。ちょうどフランス革命のころ、江戸では松平定信の寛政の改革が進められ、地方から江戸へ集中した窮民（無宿人）を収容するための施設を石川島に設けることになった。これが石川島人足寄場である（1790年）。ここにはその後、軽犯罪者や徒刑者も収容され、史料はないが精神病者も収容された可能性は否定できない。この寄場は明治維新を機に石川島徒場となり、1895年に巣鴨へ移転して新監獄となった。1904年、ここにはじめて精神病監が置かれ、精神科医が常駐するようになる。

寄場とは別に、江戸幕府は小伝馬町牢屋敷という監獄をもっていたが、この牢屋敷付属の療養所として機能したものが非人溜《ひにんだめ》であった。非人とは中世の「エタ（穢多）」をはじめとする被差別民のことであるが、江戸時代には非人へ身分を落とす「非人手下《ひにんてか》」という身分刑があった。そうした非人階級が管理していた病人収容所を非人溜という。ここには無宿病人や病囚のほか、罪を犯した精神病者

（乱心者）も収容された（「溜預《ためあずけ》」）。浅草の非人溜には乱心者用の檻が付設されていた（1789年）。この施設は、明治維新の1872年に設置される東京・上野の養育院の起源に相当し、そこから1879年に東京府癲狂院（100床）が派生する。これが現在の東京都立松沢病院の前身である。

また江戸時代には、すでに述べたように、個人の家（私邸）に牢をつくって精神病になった親族を収監する「座敷牢」が法律で認められ、一定の手続きを踏んで許可を得れば、入牢させることができた。これを「私宅監置」といい、明治になって「精神病者監護法」という法律ができると、法的に広く認可されるようになったため、日本では公的精神病院施設の設置が決定的に遅れる一因ともなった。

いずれにしても1868年の明治維新を迎える段階で、日本には寺社を中心として精神病者を収容・治療する施設が約30カ所あった。これを図にしてみると次のようになる【図28】。

では、精神医学の方はどうだったのだろうか。すでに述べたように、江戸期に入ると、日本の医学も実証・実用を旨とするものへと変わっていった。そうした漢方医学がヨーロッパ近世の医学である蘭学と交叉するようになった時点で、精神医学の専門書が現れる。

温泉の効能を研究した後藤艮山《ごとうこんざん》の弟子にあたる漢方医の香川修徳《かがわしゅうとく》は、自らの臨床経験をもとに30巻におよぶ医学全書『一本堂行余医言』（著述年未詳、発刊は1807年）を著したが、その第5巻が精神医学の項に相当している。香川の精神病論はそれまでになく詳細であり、かつ、そこには新たな症候の記載が随所に認められる。その要点だけを挙げれば、おおむね次の3点に集約することができる。

（1）　精神病を全体として「癇《かん》」と称し、その内に「狂」「癲」「驚」の三症を区分する。「狂」は

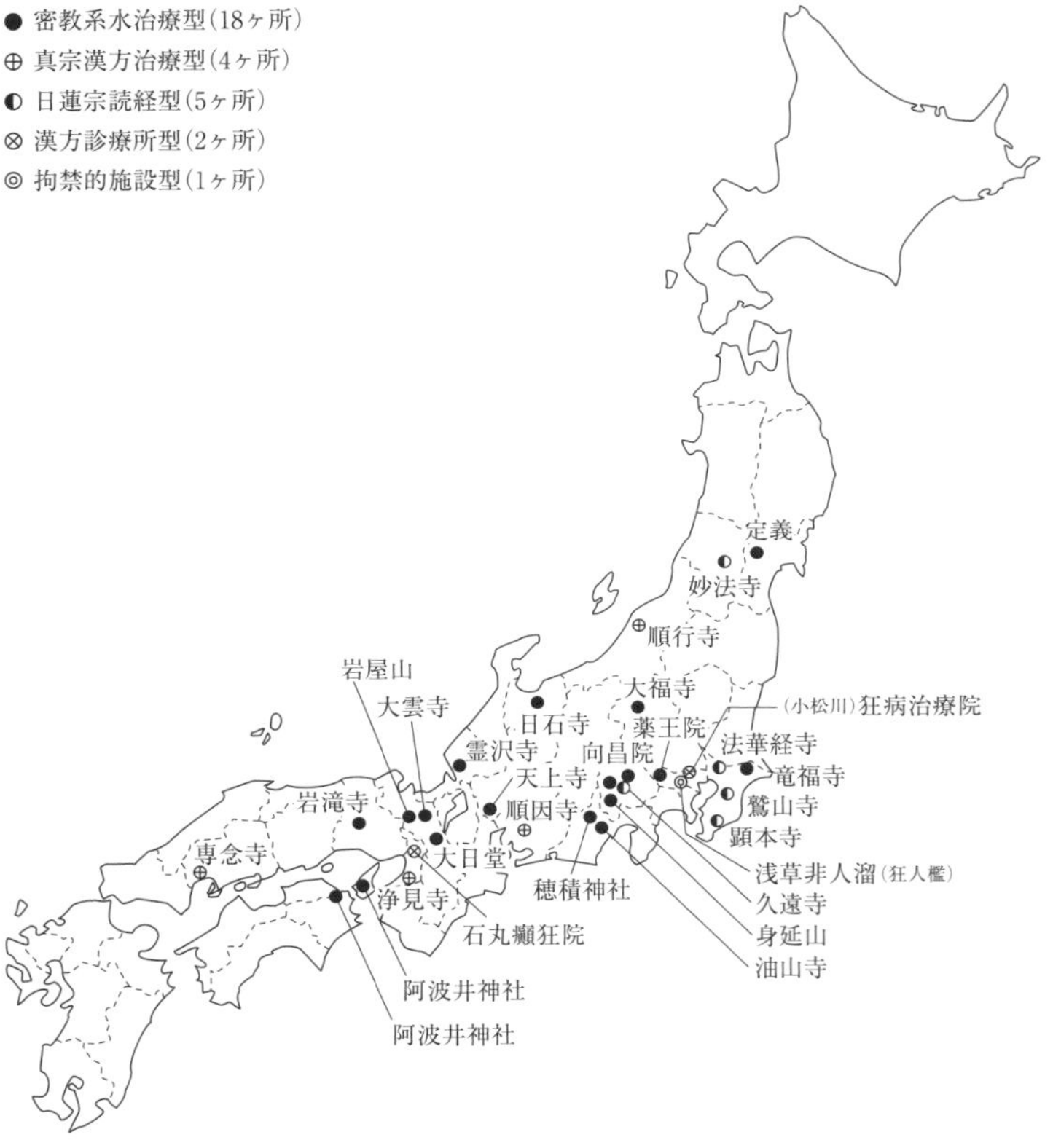

図 28　明治維新期（1868年）の精神病院的施設
（小俣和一郎［2005］『精神医学の歴史』第三文明社より）

現代でいう躁うつ病、「癲」はてんかん発作および急性精神病に、「驚」は妄想、恐怖症などにほぼ相当している。

（2）このほかに「痴騃《ちがい》」（＝知的障害）「体軟」（＝低緊張症）「不食」などの症候を記述する。この「不食」は今日の神経性食思不振症（アノレキシア）に相当するもので、自験30例をもとに当時の新しい奇病であるとし、女性に多く、無理に食べさせても必ず吐く、と記している。なお、アノレキシア・ネルヴォーザ（Anorexia nervosa）という名称はイギリスの医師W・ガルによってはじめて用いられた（1874年）。

（3）「癇」を患っている者が妊娠すると回復する、小児にも「癇」があり、数日から半年の周期をもって繰り返す例がある、などの記述がある。これらはいずれも現代の精神医学ではよく知られた現象である（すなわち妊娠による精神病の軽快、児童期の精神病、周期性精神病への言及）。

一方、香川はこのような「癇」の原因として、宋代以降に現れた漢方の概念「気」の病態、とりわけ「心気」の流れの異常を想定している（心気圧塞説）。また、その治療法に関しては吐剤を用いた吐法を推奨している。しかし、その一方で従来から密教的伝統のもとで行われてきた滝治療を否定することはなく、むしろ推奨している。

香川の精神医学書にやや遅れて、漢方医の土田献《つちだすすむ》（生没年未詳）の著書『癲癇狂経験編』（1819年）が出た。このなかで土田は計62例の治験例を挙げ、その症状と治療について論述している。精神病を「痫」と総称した香川と同様に、土田もそれを「癲痫狂」と総称する。ただし、土田はこれを「癲狂」と「癲痫」の2つに大別する。前者は香川の病因論に似て、気のうっ滞による「伏熱」が原因で起こるのに対して、後者は「胎病」すなわち先天性の疾患である。それゆえ漢方療法の対象となるのは前者のみである。そのため土田は、伏熱を去り気を下すための独自の処方「下気円」を考案し、これを主剤とした漢方処方を行った。

また、土田は香川とは違って滝治療の臨床的効果を20〜30%にすぎないとし、これを批判した。さらに、土田の著書には、現代の精神医学がいう統合失調症に相当する症例の記載がある。その部分を引用してみよう。

「恍惚として痴状の如し。悖煩、独語、食せず飢えざるが如し。屋中旋転し善く怒り、鬼魅の如し。妄行、独語し髪を毟り、衣を裂き、……人語耳に入らば、たちまち己を悪くすとす……薬物を忌み、室に独居することを欲す」

このように土田の精神医学は、香川のそれに比していっそう実証的・経験論的である。なお、江戸末期になると、狐憑きなどの憑依現象もまた精神病の症状のひとつと考えられるようになった。

こうした江戸後期の精神医学の勃興を受けて、江戸と大阪の2大都市に、それぞれ1カ所ずつ、漢方医による私立の精神科診療所が開かれる。大阪の北のはずれ熊野田（現・大阪府豊中市熊野田2丁目）に、漢方医の石丸周吾《いしまるしゅうご》の手によって開設された石丸癲狂院、江戸の東のはずれ小松川村（現・東京都江戸川区西小松川）に接骨医の奈良林一徳《ならばやしいっとく》が開いた小松川狂病治療所がそれである。双方ともに精神病者を収容して漢方治療を行った。前者はのちに石丸病院となり、後者は加命堂脳病院となったが、いずれも第二次大戦中に軍に接収されて閉院となった。

江戸時代には、平安期からの古い精神病の呼称「物狂い」に加えて、「きちがひ（幾知可比）」の言葉が生まれ、ヨーロッパ医学書にあるメランコリア、デリリウム、ヒポコンドリアなどの用語が紹介された。このように、日本でも江戸時代を通じてヨーロッパとは異なる独自の精神医学・医療が生まれた。しかしその背景には、日本でもヨーロッパ同様に一段と脱宗教化の進んだことがあり、そうした時代のなかで、より実証的・経験論的な傾向が強まって「漢方医学的な意味での精神医学」が生まれたといってよいであろう。

2. 明治維新と精神医療

明治維新、すなわち1868年の時点で、さしあたり緊急に求められた医療とは、朝廷側の官軍と旧幕府軍との戦闘によって生まれた多数の傷病兵に対する治療、すなわち戦傷医療であった。ヨーロッパに発した近代医学は、すでに近代的常備軍に付随する確固とした軍医制度と野戦病院制度を用意していたが、それらは、この明治維新期においてはじめて日本に伝えられたといってよい。その伝達者は、幕末に来日していたオランダ海軍医ポンペとボードウィンであり、維新期の内戦に直接関わることになったイギリス公使付医師ウィリスであった。明治政府が最初に開いた洋式病院が、「東京府大病院」という野戦病院であったことは、当時において軍陣医療がいかに優先されていたかの端的な象徴である。

それに対して近代欧米諸国におけるような公的精神医療は、ほとんど顧みられることはなかった。わずかに、のちの文部大臣となる森有礼がアメリカの福祉事業家ドロシア・ディックスとの交流から個人的な刺激を受け、古都京都の地場産業近代化に乗り出した府知事・槇村正直の精神病院設置を支持した程度にとどまっていた。当時の廃仏棄釈政策によって空になった南禅寺の一角に、小規模ながら設けられた「京都癲狂院」（1875年）がそれである。これが、わが国最初の公立精神病院であった。皮肉なことに明治期の初頭に開設された最初の精神病院が公立であったのに対して、その後に続く精神病院のほとんどは私立であり、いずれも民間の手に委ねられて建設されたものとなる。しかも、この京都癲狂院すら、わずか7年という短期間ののちに経営難のため民間人の手に譲渡されてしまう。

こうして日本の近代における精神病院建設は、公的ではなく私的に行われていった。ほとんど唯一の例外は、1879年に東京・上野で開設された「東京府癲狂院」であろう。この施設は、その後の東京の市街化とともに移転を繰り返し、1881年には向ヶ丘に、1886年には巣鴨へ（「府立巣鴨病院」）、1919年には松澤へ移され、現在の都立松沢病院となる。

明治から敗戦までの精神病院の歴史については別著[*6]ですでに詳述しているので、ここでは繰り返さないが、近代日本においては精神病院のみならず、近代法としての精神病院関連法の整備も遅れに遅れたといえる。旧相馬中村藩の家督相続人、相馬誠胤《そうまともたね》が精神病者として府立巣鴨病院に入院させられたことを不当とし、家臣の錦織剛清《にしごりたけきよ》が夜陰にまぎれて患者・誠胤を脱院させた、いわゆる相馬事件を

明治期に東京と京都に設置された２つの公立精神病院を除き、すべてが私立

東京：養育院付属狂人室から癲狂院独立＝東京府癲狂院/1879/上野→向丘へ移転/1881→巣鴨へ移転/1886→東京府巣鴨病院（改称）/1889→松澤へ移転、東京府立松澤病院（改称）/1919

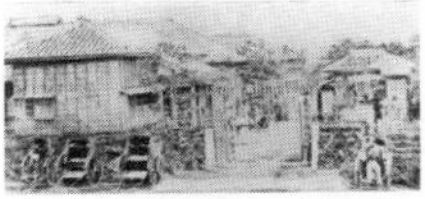

東京府癲狂院（向丘）

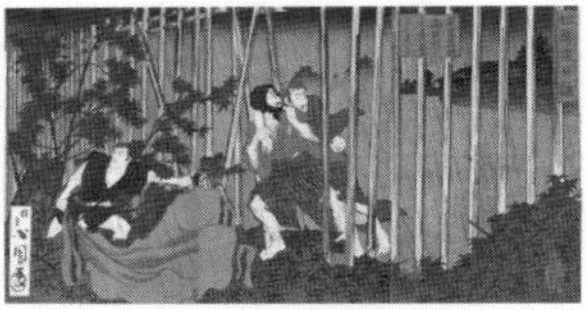

相馬事件の錦絵

相馬事件（1883–86）

↓

精神病者監護法（最初の精神病院法）/1900

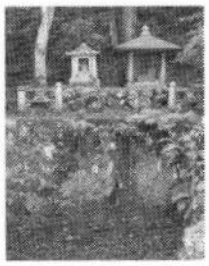

岩倉大雲寺の滝

京都：岩倉大雲寺宿屋群→京都癲狂院/1875/南禅寺小方丈→民営化（私立京都癲狂院）/1882/禅林寺→川越病院(改称)/1913

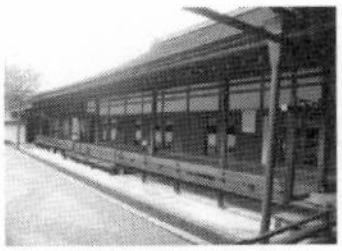

南禅寺小方丈

図 29　日本の近代精神医学（その１：病院精神医学）

発端に露呈した精神病院関係の法律の欠如は、当時、欧米列強との間に結ばれていた不平等条約改正を求める明治政府を動かし、ついに１９００年、日本最初の精神医療法規である「精神病者監護法」の制定を見るに至った。しかしながら、この前近代的ともいえる法律は、精神病者の私宅監置（いわゆる座敷牢）を合法化してしまい、精神病院の建設を促進するどころか、逆に、遅れていた公立精神病院の設置問題を先送りさせることになった【図29】。

一方、急激な近代化は、欧米におけるそれと同様に、多数の精神病患者を生み出し、精神病院の不足はいっそう深刻なものとなってゆく。その結果、大正期に入り、民間の私立精神病院を一定の条件の下で公立精神病院の代用とする法律「精神病院法」が必要となる。１９１９年に公布され

たこの法律によって、公立精神病院の新設はさらに遠のいたといってもよい。国や自治体は、各地の主だった民間精神病院を公立の代用とすることで、税金を新たな精神病院建設に回す必要がなくなったからである（いわゆる代用精神病院制度）。

3. 大学精神医学

精神病院すなわち、近代的な精神医療そのものが大きく遅れをとったのに対して、精神医学の教育と研究だけは比較的早く整備された。明治新政府は1872年の学制によって、全国を八大学区に分割し、1883年には医師国家試験制度を開始して医学教育の近代化に乗り出す。医学教育の現場においては、他分野と同様に外国人教師が招聘され、最初の医学教育システムを整えた。幕末までの蘭学に代わってドイツ（当時はプロイセン）医学の導入が国策として決定され、1871年にはドイツからレオポルド・ミュラーとテオドール・ホフマン（ともに軍医）が招かれて当時の東京医学校（本郷）で教育にあたることになった。ミュラーとホフマンが帰国すると、1876年には同じくドイツからエルヴィン・ベルツが来朝して内科学の講義を行うことになる。

日本で最初の精神医学講義も、このベルツによって内科講義のなかではじめて行われた。そこでベルツが教材としたのは、第三章でも述べたグリージンガーの精神医学教科書であったといわれる。1886年、「帝国大学令・中学校令」が出されると、帝国大学には医学部（または医科大学）を設置することが義務づけられ、同時に精神医学を教授科目とすることも決定された。この法令によって当時はなお唯一の帝国大学であった東京大学にも医学部が置かれることになった。その名称は「帝国大学医科大学」である。同時に、わが国最初の精神医学講座もここに開かれる。1886年に開講したこの精神科講座（当時は「精神病学講座」）の初代教授には、ドイツ留学から帰国した榊俶《さかきはじめ》が就任した。榊はベルリン・シャリテのヴェストファールのもとに留学し、グリージンガーやクラフト＝エビング流の精神医学を学んで帰国したが、当時のベルリン大学精神科が精神病院としてのシャリテ内部に設けられていたのと同様に、大学で講座は開かれたものの、その付属精神病院はまったく存在していなかった。しかし、すでに述べたように、それでは臨床講義を行うことは不可能である。その結果、帝国大学は付属病院を東京府に求め、東京府は府立巣鴨病院を、その付属とすることで合意する。そこではじめて、日本における大学精神医学がスタートすることになった。日本最初の大学精神医学教室も、したがって大学にではなく、府立巣鴨病院という一精神病院の内部に設置されたのである。臨床講義は学生が大学から巣鴨病院へと出向き、そこで行われたというのが実状であった。

こうした事情は、1919年に巣鴨病院が松澤へ移転・新築され、東大構内に看護宿舎を転用した小規模の付属精神病棟が設置されるまで続いた。しかし、東大精神科教授が松沢病院長を兼務するという実態は、敗戦後の1947年まで続くことになる。

4．ドイツ精神医学の影響

1886年、帝国大学医科大学に最初の精神医学講座が開かれ、ドイツ留学から帰国した榊が主としてクラフト＝エビングの教科書をもとに講義を開始して以降、日本の大学精神医学はドイツのそれ一辺倒に偏移してゆくことになる。

榊の弟子のひとりで、1890年にやはり東大を卒業した呉秀三《くれしゅうぞう》は、その師榊と同様、ドイツへと留学する。

1898年、呉が最初に赴いたのは、マイネルトによって開設されたウィーン大学精神科（第一）であった。しかし、当時すでにマイネルトは死去しており、その後継にはグラーツ大学精神科教授であったクラフト＝エビングが、またグラーツにはその後任者としてヴァグナー＝ヤウレッグがいた。だが、呉のウィーン滞在はわずか半年足らずで、翌年にはハイデルベルク大学のクレペリンのもとへと移る。当時のハイデルベルクには、教科書第6版を出して精神科疾病学の骨格を提示したクレペリンのほかにも、神経病理学のニッスルや神経学のエルプらがおり、呉にとってはまさに近代精神医学の最先端に触れるチャンスが待ち受けていた。さらに翌年、呉は榊の留学先であったベルリン・シャリテへ移る。そこにはヴェストファールはすでにおらず、その後継教授ヨリーがいて、1897年に新築されたばかりの新しいシャリテ（ノイエ・シャリテ）の精神科病棟が堂々たる姿を見せていた。結局、呉は留学期間を1年延長し、翌年にはパリ・サルペトリエールに滞在したのち、20世紀の明けた1901年に帰国する。

このように、呉がヨーロッパ留学で学んだことの多くが、やはり当時の先端的学問であった神経学の領域に大きく重なっていたことは明らかである。また、クレペリンの真新しい教科書とその精神医学体系が、帰国後の呉によってはじめて紹介されたように、ドイツ、とりわけクレペリン精神医学が日本の精神医学の範と見られるようになる。

呉は、帰国と同時に東京帝国大学精神科教授となるが、その門下には、最新の精神医学を求めて多数の弟子が集まったとしても不思議ではない。事実、のちに呉の後任教授となる三宅鉱一のほか、のちの名古屋大学精神科教授になる北林貞道、榊俶の実弟で九州大学精神科教授となる榊保三郎、森田療法の創始者で慈恵（医学専門学校）に精神科を開講した森田正馬、長崎大学に精神科を開く石田昇、同じく千葉大学に赴任する松本高三郎、東北大学に赴任する下田光造、新潟大学の中村隆治ら、その後の日本の大学精神医学を担う錚々たる顔ぶれが、いずれも呉の弟子として集参していた。

1902年には京都に帝国大学が新設されたのに伴い、帝国大学医科大学も東京帝国大学医学部へと名称を変更する。しかし、その後続々と設立される帝国大学あるいは医学専門学校に精神医学の講座が開講されてゆくと、その初代教授に就任したのは、ほとんどが呉の門下生であったといっても過言ではない。同時に、彼らの信奉した精神医学もまた呉の精神医学すなわちドイツ精神医学であったことはいうまでもない。こうして日本の大学精神医学界における特異な学閥が形成されるとともに、日本の精神医学がドイツ化、というよりも「ゲルマン化」されたといえる。それは、近代ドイツ語圏精神医学そのままに、神経学を筆頭とする身体主義的な精神医学であり、未知の精神病の座を脳の病的変化へと求める脳病論的精神医学であった。

ドイツ精神医学の強力な影響は、その後の第一次大戦で日本が連合国の一員としてドイツに宣戦布告し、ヨーロッパ地域が戦乱へと突入したのち、一時途絶えることになる。榊や呉のようにドイツへの留学を希望しても、それはもはや果たすことはできず、かわって当時はなお未参戦だった安全な国アメリカへの留学がにわかに脚光を浴びることになる。[*7] しかし、そうした事情からアメリカへ留学した石田昇（長崎大教授）の例のように、アメリカ精神医学が当時の日本に大きな影響を与えることはなかった。石田は留学中に被害妄想から殺人事件を起こし、強制送還となったのである。

第一次大戦が終結し、ドイツにワイマール共和国が成立すると、日本からドイツへの留学ルートは再び開かれることになる。精神医学者としてよりは歌人として有名な齊藤茂吉や、呉の晩年の弟子のひとり内村祐之らは、いずれもワイマール期ドイツへと留学する。内村は帰国後、呉の後任教授であった三宅鉱一の後任として東大教授となる。また、内村の弟子からは、第二次大戦後の日本の大学精神科に教授として赴任する多数の精神科医が輩出する（秋元波留夫、井村恒郎、西丸四方、島崎敏樹、台弘ら）【図30】。

たしかに、戦後に至って日本には、圧倒的な影響力をもってアメリカの医学が流入しはじめる。しかし、医学の多くの専門分野とは異なって、精神医学のみは、なおしばらくの間ドイツの影響下にとどまった。その理由は、戦前までの異常ともいえるドイツ精神医学の根深い影響力にあったと同時に、日本の精神医学界そのものが全体として身体主義的な精神医学、つまり「科学としての精神医学」を希求する体質にあったということであろう。アメリカ流のダイナミックな精神医学、フロイト以来の精神分析、およびそこから派生する心身医学などに対しては、拒絶的な体質が戦後もなおアカデミズムのなかで持続していたことは周知のとおりである。日本の近代化がひとつの節目を迎えた大正期においては、たしかに一時的な精神分析理論の翻訳・紹介、催眠術とオカルトブーム、月刊誌『変態心理』の刊行（1917〜1926年、主幹・中村古峡[*8]）など、正統とされる教壇的精神医学の周

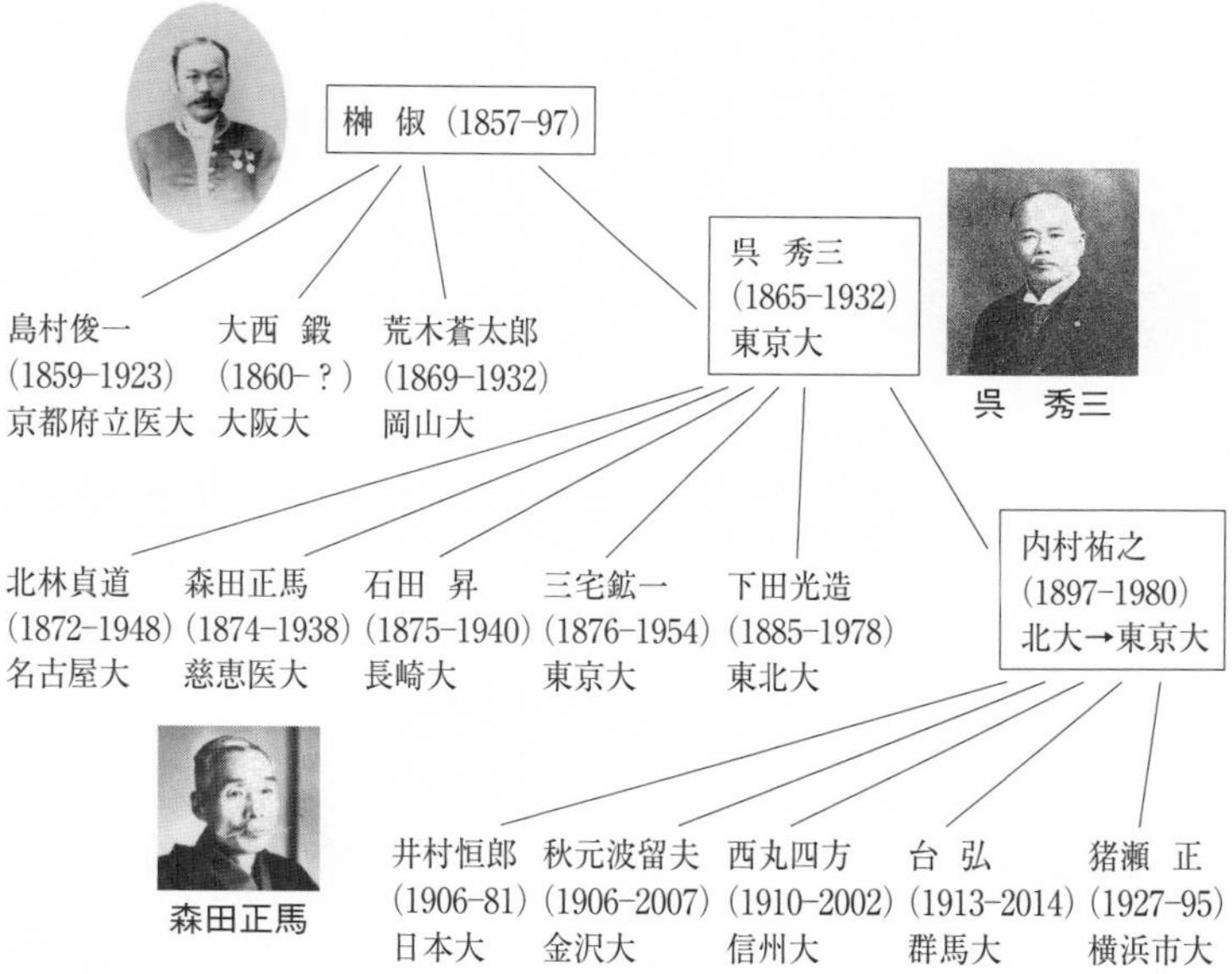

図 30　日本の近代精神医学（その２：大学精神医学）

縁分野に注目が集まった時期があった。また、内科出身で東北大学精神科教授となった丸井清泰はアメリカへ留学し、精神分析を教壇精神医学の側からはじめて紹介した。だが、そうした風潮は大正末の治安維持法公布や、昭和初期の世界的大恐慌などとともに一気に消褪してしまう。

5．日本における優生学

しかしながら、ここでは、もうひとつ検証すべき重要な歴史的問題点が残されている。それは、すでに前章で述べた19世紀の変質論と進化論に発する優生学と日本の近代精神医学との関連性である。

近代日本における精神医学の側から

の優生思想への言及も、興味深いことに、先に触れたわが国で最初に精神医学を講じたドイツ人医師ベルツに発する。ベルツは当時、急速な欧米化に伴って民間に現れた「欧米人種との雑婚推奨論」（日本人の体格が欧米人に劣るため、積極的に欧米人との結婚を勧める議論）に反対し、「日本人は欧米人に劣るところはないので、遺伝に注意して慎重に結婚相手を選択すれば、日本人同士の結婚で問題はない」と主張した（『日本人種改良論』１８８６年）。

このベルツの言説が、その後どこまで日本人精神医学者に影響を及ぼしたかは不明だが、少なくとも文献上でみる限り、明治・大正期を通じた精神医学からの優生学的分野への言及は、主として結婚問題に絞られていたようである。たとえば、榊保三郎（「結婚に就いて二、三の注意」１９０２年）、島村俊一（「精神病の原因並に其予防法に就て」１８９８年）、中村譲（「血族結婚ノ其子孫ニ及ブ影響」１９１１年）、樫田五郎（「精神病学上より観たる遺伝と環境」１９１８年）などが、いずれも結婚相手（とくに相手の家系およびその病気）を慎重に考慮して選ぶことを推奨している。

第一次大戦が終結を迎える１９１８年には、法医学者で一時、東京大学で精神病学を代講したことのある片山国嘉が、「酒毒上より観たる遺伝と環境」と題する論文を書き、スイスの精神医学者アウグスト・フォレルの提唱したアルコール中毒者の胚損傷説（アルコールなどの有害物質を摂取し続けることで胚が損傷される）に準拠した警鐘論を展開している。フォレルは、すでに述べたように、１８９２年という早い時期に精神病者の断種を行った医師として知られている。

その後、日本人精神医学者による優生学関連の発言は、１９３０年代に入るまで、表立ってはなされていないようである。しかし、１９３１年に日本軍が中国東北部（満州）に侵攻して中国との間に戦争状態が生まれると、優生学に関する論議も精神医学の内部でふたたび活発化する。とくに、東京大学精神科教授の三宅鉱一は、1931年の「変質者問題座談会」において、精神病者の断種に対する積極的賛成論を述べ、のちの1939年には「精神病者一千万人断種論」ともいえる強硬な発言をして、自ら断種論者であることを公言した。[*9] 三宅は、その前年に設置された厚生省予防局の「民族優生協議会」の主要メンバーであり、日本においてもドイツ同様に国立の優生学研究所を設立すべきことを説き、その結果、カイザー・ヴィルヘルム研究所の優生学部門にならった施設の建設計画がもちあがることになる（ただしこれは、太平洋戦争のため計画のみに終わり、実現することはなかった[*10]）。

一方、同じ東京大学精神科で三宅の弟子でもあった吉益脩夫《よしますしゅうふ》も断種に賛成の立場を表明し、1940年に公布された国民優生法の起草に寄与した。ただし、吉益は、あくまでも学者の立場から、専門家の関与しない一方的な強制断種には反対し、断種の適応を科学的かつ厳密に定めるべきとし、断種決定を審査する公的機関の必要性を説いた。吉益の専門は犯罪精神医学であったが、優生学の分野でも多数の論文・著書を残している（『優生学の理論と実際』1940年、『優生学』1961年など）。また、吉益は司法省や厚生省の委員を兼務し、中央優生審査会、中央優生保護審査会などの委員を歴任した。さらに日本民族衛生学会（1930年結成）では幹事をつとめ、のちにその名誉会員となっている。吉益はおそらく、わが国の精神医学者のなかでは、優生学・優生政策にもっとも強く関与した人物といってよいであろう。彼の優生思想が具体的にどの程度のものであったのかは、文献上から推定するしかないが、吉益の優生学への興味は、ニーチェ哲学によって喚起されたところが大きいという。[*11]

前章で述べたように、ドイツでは1933年に政権の座についたヒトラーのもとで、いち早く「断種法」（遺伝病子孫予防法）が成立するが、日本の精神医学界における断種論議も、三宅・吉益らを中心に、ほぼ同時期的にはじまったと考えてよいだろう。ただし、それはナチ国家における強制断種の法制化ほどには、直ちに先鋭化することはなかったようである。

一方、1930年代には、このような精神医学的断種論とは別に、精神障害者の断種をある程度まで視野に入れたと思われる疫学的調査も、同じく東京大学精神科を中心にはじめられた。その中心となったのは、1936年に三宅の後任として東大精神科教授となった内村祐之である。すでに述べたように、日本における精神障害者の多くが「座敷牢」という私宅監置のもとに「隠されていた」ため、その疫学的把握は皮肉にもきわめて困難な状況にあった。そのため、広域的な調査（たとえば東京都全体など）ははじめから断念され、かわってごく狭小な地域に限定されたサンプル的調査が実施された。1940年、八丈島で実施された内村・秋元ら東大精神科教室員による精神病遺伝調査がそれである。ついで同年、三宅島で、翌1941年には長野県小諸市で同様の調査が行われている。

ちなみに、内村は明治のキリスト者として著名な内村鑑三の実子で、1928年には、開設されたばかりの北海道大学精神医学教室の初代教授に就いたが、すでに1931年には、日高地方でアイヌの精神医学的調査を実施している。この調査は、1932年に日本民族衛生学会がアイヌ民族に対する定期的な疾病調査事業を開始したことに先駆けており、「イム」と呼ばれる精神錯乱現象を「アイヌ族なる比較的低級未開なる原始的社会集団における心因反応」（1938年）と規定したことで知られる。

このように、国民優生法制定と相前後して、わが国でも精神疾患の疫学的調査が遅まきながら開始されていたことは指摘しておくべきだろう。1933年のナチ断種法は、1940年に至って、それを日本的に焼き直した「国民優生法」として実際に制定される。しかし、この法律の下での強制断種件数は、施行から廃止までの期間（1941〜1947年）にわずか538件に過ぎなかった。

ただし、この断種件数の低さに関しては、2つの点を注記する必要がある。ひとつは、当時の日本がまだ遺伝病対策に本腰を入れる段階には達していなかったことである。事実、当時の死因の第1位はあいかわらず結核であり、精神病や癌その他の慢性疾患は公衆衛生の対象として十分に認識されていなかったのである。もうひとつは、全国で「癩《らい》予防法」[*12]の下に隔離収容されていたハンセン病患者に対する断種件数が含まれていないことである。ハンセン病者の断種は同法の枠内で実施されていた。この点では、のちの章で触れる戦後の優生政策の柱となった「優生保護法」（1948〜1996年）がハンセン病（「癩疾患」）をもその対象に加えたほか、母体保護や人口対策などの要素に基づいて、その改正に至るまで、国民優生法とは比べ物にならないほど多数の強制断種件数を生み出していた。

6．731部隊と人体実験

実際の医療よりも医学教育の整備を急ぐという事情は、精神医学の領域のみに当てはまることではなかった。それは、医学の近代化（西洋化）を急ぐ明治国家の基本的な姿勢であったといえるだろう。

また、そのことが国家の近代化と重なって、科学と国家のあいだに共同的関係が生まれたとしても不思議ではない。

そうした関係が、とりわけ顕著に現れた領域のひとつに、当時の最先端学問であった細菌学がある。19世紀後半以降の細菌発見競争がドイツを中心に繰り広げられていたなか、日本の学者もまたそれに参入していく。ドイツへ留学した北里柴三郎は、破傷風菌の純粋培養に成功し、ベーリングと共同してその抗毒素血清を製造して一躍その名を高めた。北里の名声を称賛した福沢諭吉は、帰国した北里に「伝染病研究所」[13]（伝研）を用意して所長に迎えた。北里は帰国後にもペスト菌を発見し、また、研究員の志賀潔によって赤痢菌が発見される。さらに、伝研に入所した野口英世はアメリカ留学後に進行麻痺患者脳に梅毒病原体スピロヘータを見出す（第三章参照）。

こうした細菌学の突出した興隆を背景に、京都大学医学部を卒業して陸軍へ入った石井四郎は細菌兵器（生物戦）の構想を抱いて、軍部に働きかけることとなる。彼は陸軍軍医学校で防疫学の教官となり、１９３１年に「満州事変」が起こると、そこでの細菌兵器開発の推進を実行に移す。これが７３１部隊の起源である。

すでに１９３２年以来、ハルビン近郊の背陰河《ペイインホ》施設では、中国人政治犯などを使った人体実験が繰り返されていたが、１９３８年に平房《ピンファン》の巨大施設が新設されると、そこが石井の構想した細菌戦部隊（１９４１年に７３１部隊と改称）の本拠地となる。７３１部隊の人体実験の詳細については、すでに多数の成書[14]があるので、ここで立ち入ることは避けるが、とくに問題となるのは、７３１部隊をはじめとする細菌兵器の開発およびそのための人体実験に、多数の医学者が参加していたことである。

1938年春には、こうした医学者らが、さっそく平房の施設に入りはじめる。その第一陣は、石井の母校の京都帝国大学医学部から派遣された助教授・講師クラスの医学者たちであった。彼らは、京大医学部長であった戸田正三（細菌学）、教授の清野謙次（病理学）、同じく正路倫之助（生理学）、同・木村廉（細菌学）ら上司の勧め（「本土では不可能な研究によって成果を保証する」など）、あるいは「国家の役に立つ研究をしてこい」（正路）などの指示によって派遣され、帰国後の昇進が約束されていた。

戸田をはじめとする教授らは、すべてが軍国主義者ではなかったというが、軍隊を利用することによって、平時では不可能な人体実験の好機と認識したからこそ協力したのである。この論理は、「安楽死」を利用して脳などの臓器を収集していたナチズム期のドイツ人医学者らと、なんら変わるところはない。また、大学から軍属として731部隊に派遣された医学者らにしても、強制的な命令だけに従って人体実験に参加したのではなかった、という点にも注目しておくべきである。そこには国家や上司などからの強制という要素よりも、学者としての個人的野心や学問的興味が強く働いていたのであり、この点も、ナチ「安楽死」に関与した精神科医らとまったく同様である（第七章参照）。

だからこそ、そうした強制や命令の消失した戦後になっても、人体実験を行っていた医学者らは、自らの業績を誇示するがごとく医学専門雑誌などにデータを公表するなどして、自分たちの過去を内省したり批判することはなかった。[*15] 彼らは、日本全体が軍国主義化し731部隊が人体実験をはじめたから、強圧的な命令のもと、突然それに同調して参加したのではない。また、日本の医学システム自体も、ファシズム期まではまったく民主的だったのでも、同様に敗戦後も突然のごとく民主化されたわけでもない。731部隊をはじめとする戦争医学犯罪を、当時の単なる軍国主義や戦争だけのせいにして、「悲惨な戦争を繰り返してはならない」と叫べばすべて事足れり、とするのは間違っている。そこには、すでに明治維新以来の軍陣医学、国家主義的な色彩を帯びたアカデミズムとしての細菌学、ナチ精神医学に同調した日本の精神医学など、複雑な歴史の絡みが存在しているのであり、それは戦争がはじまったからといって、一朝一夕に登場するようなものではない。

7. 第二次大戦が与えた日本の精神医療への影響と帰結

第二次大戦がはじまった1939年当時、日本は中国との戦争（日中戦争）のさなかにあった。しかし、同盟関係にあったドイツがソ連に侵攻して独ソ戦がはじまると、日本でもにわかにソ連侵攻の機運が高まる（いわゆる北進論）。ところが実際には満洲国をめぐるアメリカとの対立から、軍部は対米戦争を決意し、1941年真珠湾を奇襲してアメリカなどとの間で太平洋戦争に突入した。1935年時点で、日本における精神病床数は、海外の植民地を含め、2万床程度しかなかった。この数字は当時のナチ・ドイツに比べてわずか20分の1ほどの数にすぎない。それゆえ、日本ではそもそも精神障害者の捕捉の割合が、次章で述べるナチズム期の組織的な障害者殺人の行われたドイツとは比べ物にならないほど小さかったといえるだろう。

しかしながら、第二次大戦は、こうした日本の精神医療にも多大な影響を及ぼした。ここでは、そのなかでもとくに次の2つだけをごく手短に記述しておきたい。

第一は、戦時中および戦後にかけて各地の精神病院施設で大量の餓死者が発生していたことである。これが、果たして当時の食糧事情のみによるものかは解明されていない。つまり、戦争による食糧の配給制など、純粋に外的で切迫した状況だけによって、精神病院入院患者のなかにも餓死者が出るという事態になったのか、あるいは、ナチズム期の障害者大量殺人と同様な意味で、組織的・計画的に食糧制限がなされた結果、そうした事態が引き起こされたのか――。この点は、今後なお解明の余地があり、再検証が必要となるだろう。たとえば、都立松沢病院の死亡統計によれば、入院患者の死亡率は1943年に13・6％であったが、1944年には31・2％に急上昇し、1945年には40・9％に跳ね上がっている。これは単なる結果としての数値にすぎない。問題は、こうした数値が現れた原因とその背景の方にあることは誰もが認めるところであろう。

第二の点は、とくに太平洋戦争末期にアメリカ空軍による都市部への大規模な爆撃によって、精神病院自体もその犠牲となって入院中の患者が多数死亡したという出来事である。たとえば東京大空襲（1945年）では、都内の精神病院（根岸病院・保養院・巣鴨脳病院・井村病院ほか）が被災して、施錠された閉鎖病棟に隔離されていた入院患者は、そのまま病院と運命を共にするという悲惨な末路を辿った。[*16]

1945年に日本は連合国に無条件降伏し第二次大戦はようやく終結を迎えたが、大都市は焦土と化し、日本の精神医療も灰燼《かいじん》に帰したといっても過言ではない状況があった。戦後の日本の精神医学・医療については、のちの第八および第九章で述べる。

【注】

＊1　小俣和一郎（1998）『精神病院の起源』太田出版

＊2　水による治療には、水そのもののもつ「聖なる力」や水流を利用したショック療法的効力などが想定され、日本のみならずヨーロッパでも近代以前から行われていたことに注意。なお、日本における精神病者への滝治療は、1950年に至ってアメリカの指導のもとに成立した「精神衛生法」で禁止された。

＊3　漢方医学は陰陽論を背景に成立し、この「癲狂」もまた陰陽二病を合わせたものである。すなわち癲は陰病（今日のてんかん性精神病に相当）、狂は陽病（今日の誇大妄想に相当）とされ、そのかぎりでは「二大精神病論」の形をとっている。

＊4　加藤久雄（1996）『医事刑法入門』東京法令出版

＊5　『病草紙』は成立年・作者ともに未詳であるが、おおむね12世紀ころに描かれ、作者は宮廷絵師の常盤光長だったとの推定がある（田中英道［2012］『日本美術全史』講談社）。

＊6　小俣和一郎（2002）『精神病院の起源・近代篇』太田出版

＊7　日本からアメリカへの留学は、1903年という早い時期にアドルフ・マイヤーのもとへ赴いた松原三郎（帰国後、金沢大学精神科初代教授）の例がある。ちなみに、心理学研究者の場合は、さらに早くからアメリカへの私費留学がみられ、日本の近代心理学は精神医学とは異なってアメリカ由来となった（東京大学に心理学科を拓いた元良勇次郎の1883年ボストン留学など）。

＊8　中村古峡（1881-1952）は森田療法の創始者・森田正馬らと1917年に「日本精神医学会」を設立して機関誌『変態心理』を創刊した。のち東京の自宅で開業（中村古峡診療所、のち千葉へ移転し戦後中村病院に改称）。なお、大正期には催眠術のみならず心霊術などの民間療法が多数登場し、それらは別名「精神療法」とも呼ばれ、代替療法的役割を果たした。しかし一方では、科学的根拠を欠いた多数の療術が乱立したため、昭和期に入ると警察の取り締まりの対象となった。これら民間療法の歴史研究はほとんどなかったが、最近になって成書も現れた。栗田英彦・塚田穂高・吉永進一編（2019）『近現代

日本の民間精神療法』国書刊行会を参照。

＊9 藤野豊（1998）『日本ファシズムと優生思想』かもがわ出版

＊10 同右

＊11 中田修（1979）「日本の精神医学100年を築いた人々――第10回 吉益脩夫」『臨床精神医学』第8巻、81-92頁

＊12 この法律は1907年に制定され、その下でハンセン病患者の強制隔離政策が実施され、ハンセン病の特効薬が発売された戦後もなお「らい予防法」によって同様の政策は継続された。「らい予防法」は1996年に廃止されたが、1998年に至ってその違憲性などを訴える国家賠償訴訟へと発展した。その結果、国は責任を認め、2001年に「ハンセン病補償金支給法」が成立した。

＊13 731部隊の存在がにわかに脚光を浴びるのは、1981年に作家の森村誠一が『悪魔の飽食』を公にしてからである。それ以降、多数の書籍が刊行された。常石敬一（1994）『医学者たちの組織犯罪』朝日新聞社、松村高夫編（1994）『論争　731部隊』晩聲社、ほかを参照。

＊14 この施設は、その後内務省所管となり、さらに東京大学に移管された（いわゆる東大伝研）。また、それと同時に「北里研究所」が別につくられる。これらの研究施設からも731部隊の人体実験に参加する研究者が出た。

＊15 戦後のニュルンベルク医師裁判などで人体実験が裁かれたドイツの場合とは対照的に、731部隊などによる人体実験は実験データのアメリカ側への提供と引き換えに免責となってしまい、東京裁判でも裁かれることがなかった。戦後、ごく一部の隊員らが裁かれたのは、ソ連によるハバロフスク裁判（1949年）と中国による戦犯裁判（1956年）のみである。詳細は、小俣和一郎（2003）『検証人体実験』第三文明社を参照。

＊16 小俣和一郎（2002）『精神病院の起源・近代篇』太田出版

第七章　「安楽死」と精神医学

――「ナチスが精神医学を利用したのではなく、精神医学がナチスを必要としていた」
（E・クレー）

1．ナチズム期の「安楽死」

ドイツでヒトラーが政権を獲得して、いち早く断種法が制定され、遺伝病とされた精神障害などをもつ人々に対して強制断種が行われていったことについては第五章で述べた。また、それがポーランド侵攻によって第二次大戦がはじまると中止され、代わって「安楽死《オイタナジー》」という名目の下で、精神障害者をはじめとするさまざまの障害をもつ人々の大量殺人が行われたことについても触れた。ここで誤解のないように強調しておきたい点は、安楽死というのはあくまでも単なる名目上の言葉であって、その内容は大量殺人にほかならなかったことである。だからこそ、この場合の安楽死という言葉には、つねにカギカッコ（原語でも引用符）が付く。なぜ、単なる殺人が「安楽死」という名目の下で行われることになったのかについては、以下の項で述べる。

精神医学が治療の対象としてきた患者が抹殺の対象となる事態は、たしかに中世ヨーロッパでの魔女狩りの際にもあったと考えられている。その魔女狩りに反対したワイヤーのような当時の医師がいたこともすでに述べた。しかし、ナチスによる精神障害者の大量殺人を中世の魔女狩りに比定しようとする解釈は完全に間違っている。この両者は、外観上は一見して類似しているかもしれないが、歴史的に解釈するのなら、明らかに相反する事態であったとさえいえる。

第二章で述べたように、精神医学史家のジルボーグ[*1]は、このワイヤーの登場をもって「第一次精神医学革命」が起きたとしている。つまり、精神病者を含む魔女狩りに反対する思想のなかに精神医学的発想の原点を見ているわけだが、「安楽死」という名の下で行われた精神障害者の大量殺人は、当の精神科医を中心に実行されたのである。もちろん、そこに精神医学自体の壊滅を見出すことは容易かもしれない。しかし、魔女狩りに反対して登場したはずの精神医学が、よりによってなぜ少なくとも外観上は類似した精神障害者殺人を犯すことになったのだろうか？　仮にジルボーグの見解が正しいとするなら、精神医学は真っ向からそれに反対し実行を止める側に回るはずではないのか。しかし実態は逆であった。精神医学の関与なしに精神障害者殺人はありえなかった。したがって、われわれは「安楽死」作戦がどのような背景の下で可能となったのかを、何よりも精神医学史的に検討してみる必要がある。それが精神医学史に課せられたひとつの重要な使命ともいえるのではなかろうか。

本章ではまず、こうしたナチズム期の「安楽死」作戦がどのような組織によって、どの程度の規模で行われ、その歴史は戦後の精神医学とその流れにどんな影響を与えたのかなどの概要を述べる。また、障害者大量殺人を可能にした思想的背景についても分析してみたい。しかし、本書は近現代精神医学史という大きな流れの叙述でもあるので、本章のテーマの詳細については別の拙著を参照してほしい。[*2]

2.「安楽死」作戦の概要

1939年初頭、ライプツィヒ大学病院で生まれた重度障害児の父親（ナチ党員）がヒトラーにその子の安楽死を直訴した。ヒトラーは随行医のカール・ブラントを派遣し、現場で安楽死が実行された。今日では、父親の姓がクナウアーだったということしかわかっていない。それでこの出来事を「クナウアー事件」と呼んでいる。これが一連の障害者殺人の発端とされるため、安楽死という言葉がその名目として使われるようになった。

クナウアー事件がきっかけとなって、重度の障害をもって生まれてきた児童や治癒見込みのない精神障害者などに対する大規模な「安楽死」を実施する計画が、総統官房の内部（党と国家の案件を取り扱う第二局）で機密裡に進められた。[*3] 責任者は官房長のフィリップ・ボウラーと第二局長のヴィクトア・ブラックだった。ボウラーはナチス敗戦とともに自殺し、ブラックは戦後のニュルンベルク医師裁判で死刑判決を受け絞首刑となる。

ドイツ全国の精神病院施設から、遺伝性の精神疾患でかつ治癒見込みのない精神障害者のリストアップが行われ、このリストは文面上だけで精神科医らによって「鑑定」された。鑑定医のなかには精神科の大学教授もいた。[*4] 鑑定の結果「安楽死」に該当するとされた者は、各施設から集められ組織の用意した「灰色のバス」などに乗せられ、抹殺施設へと移送された。ドイツ国内の精神病院のうち、

焼却炉から煙を上げる「安楽死」施設ハダマール精神病院の第五病棟、当時の市民が秘かに撮影していたもの。

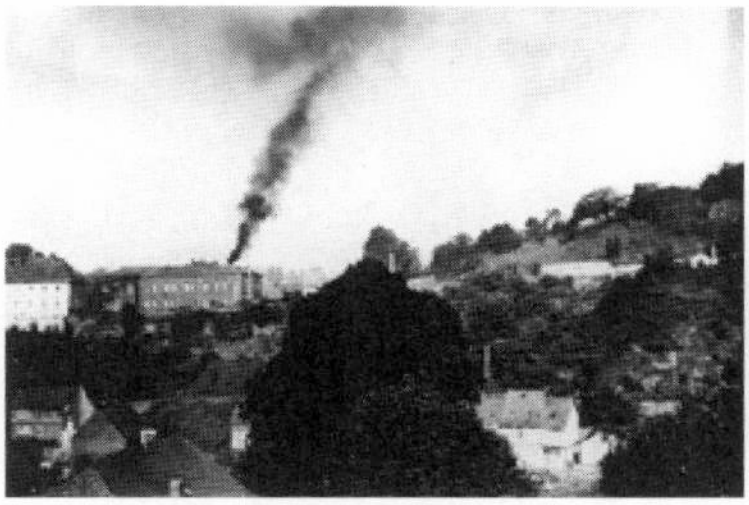

各地の精神病院から「安楽死」施設への犠牲者の移送は、移送組織 Gekrat の「灰色のバス」を使って秘密裡に行われた。

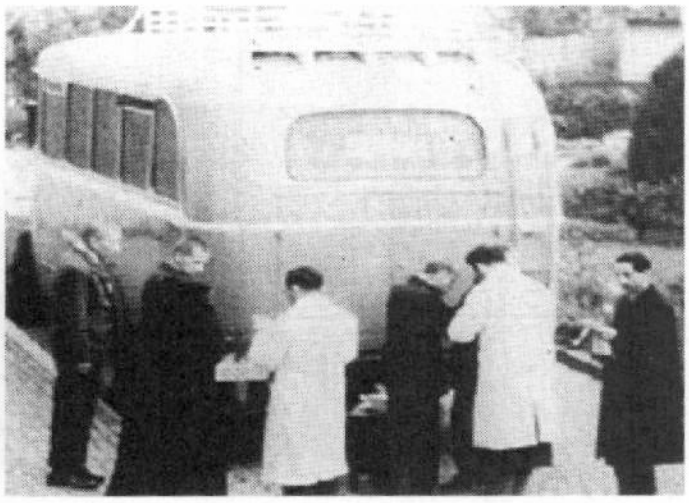

図 31　ナチズム期の「安楽死」作戦

総計で6箇所の施設にシャワールームを装ったガス室が付設され、移送された障害者はそこでCOガスにより殺害された。

こうしたガス室は1940年初頭にはじめて試用され稼働したが、最初はドイツ東部のブランデンブルク精神病院に、ついでゾネンシュタイン、ベルンブルク、ハダマール、グラーフェネック、ハルトハイムの各精神病院施設に付設され、1941年8月に中止命令が出るまで、計7万人余りが犠牲となった【図31】。

ガス室殺人が中止された最大の理由は、抹殺施設のガス室と焼却炉から立ちのぼる煙や、遺族に送られた偽の死亡診断書などが、一般人のあいだでも噂となって悪評を呼び、さらにはカトリック教会の高位聖職者からも批判が出されたことなどにあった。つまり、たとえ「安楽死」という名目であっても、あくまで秘密裏にはじめられ遂行されていたはずの大量殺人が、もはや秘密ではなくなって実行が中止されたというわけである。

しかしながら、ガス室殺人が中止されたあとになっても、「安楽死」作戦は終わらなかった。バルビタールなどの薬物を用いた殺害が、主に障害児施設などで行われた。また、計画的な栄養失調死（餓死）も各地の精神病院施設で実行された。結局、ドイツ敗戦までの約5年間にわたり、推定約20万人が犠牲になったともいわれる。正確な犠牲者の数はわかっていない。

ちなみに、このような「安楽死」作戦を実行した組織は、1940年にベルリンの総統官房とは別の、同市内のティーアガルテン通り4番地の建物に置かれた。そのため、この場所の略称T4（テー・フィーア）を冠して暗号名で「T4作戦」ともいわれる。ドイツ統一後になって、この建物のあった場所の歩道の敷石に、T4作戦本部の場所と歴史を記した銘鈑が埋め込まれた。

なお、付け加えるとすれば、上記のような障害者殺人の概要からは、より広く知られていると思われるホロコースト（ユダヤ人大量殺人）との類似が思い当たるだろう。実際、「安楽死」作戦中止命令のあと、組織はホロコーストの実行部隊へと再編成され、ナチ占領下のポーランドでのユダヤ人絶滅（通称ラインハルト作戦）にあたった。具体的には、トレブリンカ、ゾビボール、ベルツェックの三大絶滅収容所の建設・運営・解体に至るまで従事し、少なくとも150万人以上のユダヤ人をガス室で殺害した。これら収容所のガス室では「安楽死」作戦と同じCOガスによる殺害が行われ、それは有名なアウシュヴィッツにおける青酸ガス（ツィクロンB）による抹殺とは別に実行された。

もうひとつ、忘れてはならないことは、このT4作戦によって殺害された障害者の脳や内分泌臓器などが死体から取り出されて、研究のために大学精神病院などへ送られていたという事実である。こうした研究部門の中心はカール・シュナイダーが教授をつとめていたハイデルベルク大学精神病院だった。シュナイダーは戦後アメリカ軍に逮捕されたが自殺した。しかし、その指導の下で研究を行っていた医師らは、裁かれることなく戦後も医学界に復帰して活動した。こうした医学者たち[5]は、平常なら入手の機会が少ない精神障害者の脳などを大量に入手できるという「またとない」機会として「安楽死」作戦を捉え、それを利用しようとしたのである。

3. Ｔ4作戦を成り立たせた背景論理

このような大規模な「安楽死」作戦が、なぜ計画され実行されるに至ったのかについて、もう一度考えてみたい。

史的経緯からいえば、上述のようにクナウアー事件がナチズム期「安楽死」の出発点にあったといえるだろう。事件の詳細にはなお不明の点が多いものの、少なくとも表面的には、そこで行われた「安楽死」は「慈悲殺《グナーデントート》」に近いものだったと考えられる。事実、ヒトラーによる「安楽死」指示文書（1939年9月1日付）にも、「治療見込みのない患者に人道的見地から慈悲死を与える」との文言が入っていた。また、ニュルンベルク医師裁判で被告となったヒトラーの随行医カール・ブラントも、「安楽死」は慈悲殺であり、本質的に人道的なものであったという主張を前面に出して自己弁護をしている。Ｔ4作戦による犠牲者遺族に対する戦後の国家賠償問題と取り組んだ精神科医クラウス・デルナーも、ナチスによる障害者殺人の背景に「死に至る憐れみ」があったと強調している。[6]たしかに、現代の医療現場においても、治療方法のない末期の状態で本人の強い意志が確認されれば安楽死を選択できることが合法化されているオランダなどの例もあり、その根底には心身の苦痛の軽減・除去が人道的であって安楽死を正当化するものとの基本的な考え方がある。だが、ナチズム期の「安楽死」と単なる安楽死とを混同してはならない。すでに強調したように、前者はれっきとした障害者殺人であり、後者は（条件によって）自殺幇助にあたる性質の事柄である。

もちろん、慈悲殺という論理だけで上記のような大規模で組織的な大量殺人が実行されたとはとうてい思えない。そこには、もう少し普遍的な思想的ないしは哲学的な背景がなかったのだろうか？

上述のニュルンベルク医師裁判でも取り挙げられた、法学者ビンディングと精神医学者ホッへによる「価値なき生命（lebensunwertes Leben）」という概念[*7]は、それが安楽死解禁論を主たる論旨にしたものであったとはいえ、ナチスによる障害者抹殺にとっても大きな論理のひとつになったといえる。すなわち、そこでは「生きるに値する生命」と「値しない生命」との2つが明瞭に区別されている。その点では、ユダヤ人とアーリア人を区分し、前者は絶滅の対象であり、後者は保護育成の対象であるとしたナチズムの人種主義政策とも似ている。また、この論理を優生思想のひとつと考える者もある。

もうひとつ考慮すべき論理は、やはりドイツの神経科医ヴィクトア・フォン・ヴァイツゼッカーが展開している医学的抹殺論である。ヴァイツゼッカーによれば、臨床現場においては、抹殺されるべき生命が明らかに存在している。その典型例は、妊娠した母体が生命の危険に至ったときに胎児を中絶させるケースである。彼は個人の身体を国家にも喩え、国家が危急存亡のときには国家の荷物となる障害者なども抹殺されてしかるべきだと主張する。それはあたかも壊疽に陥った手足を切断するこ

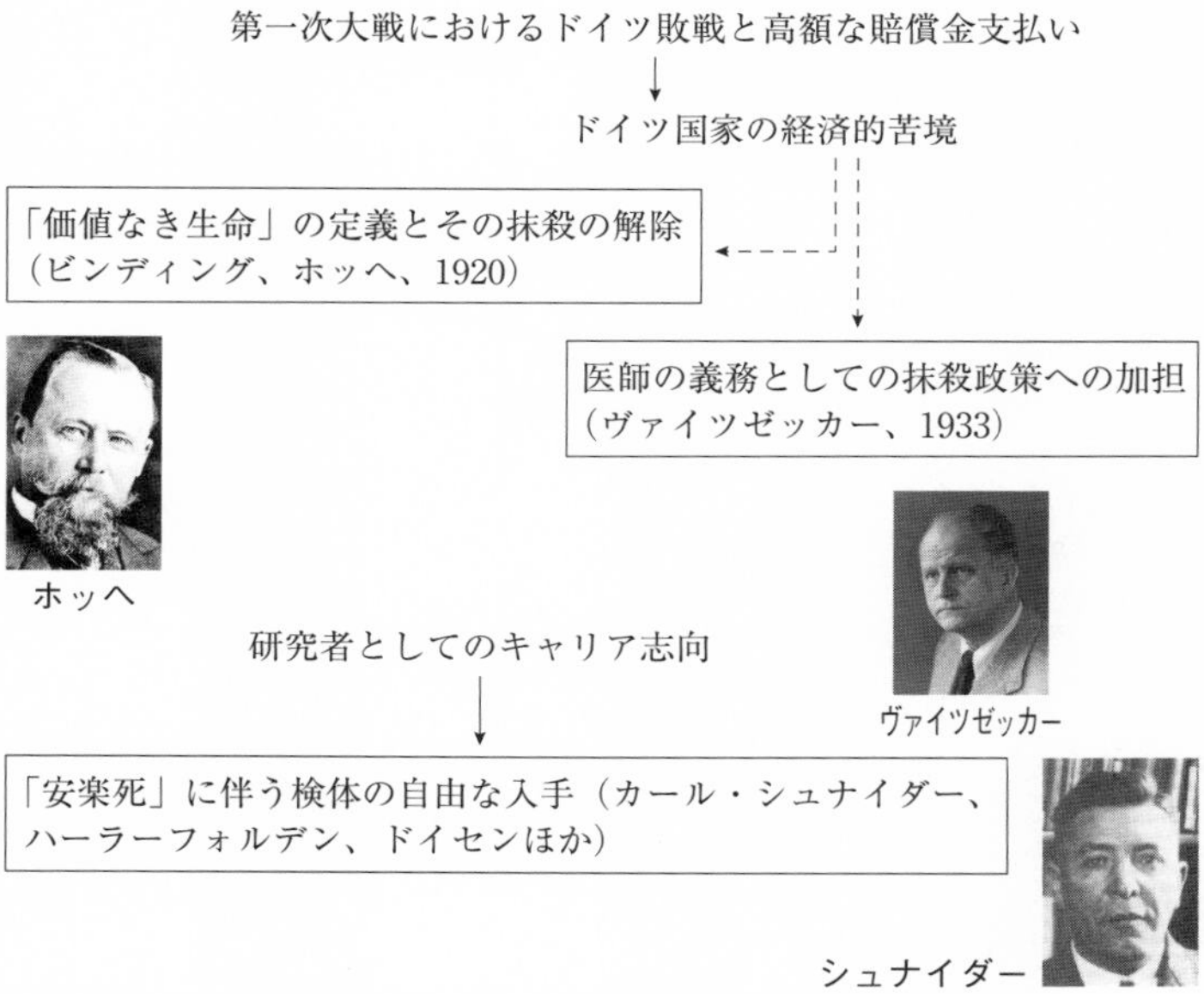

図 32　ナチ「安楽死」作戦を可能にした背景要因

とに喩えられる。[*8] こうした考え方の背後に、社会的連帯を基盤とした国家主義ないしは全体主義的思想を想定することは難しくない。

次項に記すニュルンベルク・コードに照らせば、ナチスの人体実験や障害者殺害などは非倫理的な行為として容易に糾弾できる。あるいは、すでに近代医学がその倫理規範とした古代ギリシアの「ヒポクラテスの誓い」[*9]にも悖るものとして非難できるだろう。しかしながら、これらの倫理基準だけによって将来同じことが繰り返されないという保証はどこにもない。また、ビンディングとホッヘ、およびヴァイツゼッカーらの思想が完全に否定されるという保証もない。

さらにもうひとつの普遍的な背景と

して考えねばならないことは、科学や医学の世界にあまねく存在する研究至上主義である。そこでは、より高い研究価値や成果を追い求めるあまり、人間の尊厳や将来への影響などを考慮することが、しばしば後回しにされがちとなる。また、そのような成果だけを追い求める結果、発見の優先順位にこだわるなどの競争意識が強く働き、いやでも学者間の出世競争のような事態が生まれやすい。科学と医学の研究における、このような状況は現代でも変わりない。

したがって、われわれは現在、ナチスや旧日本軍の人体実験や、ナチズム期の「安楽死」から何を学ぶべきか、それをどのように医療倫理や福祉政策などに反映させてゆくのか、というアクチュアルな歴史問題になお直面しているのである。それは単に戦後75年以上が過ぎたという今だけの問題ではない。将来への記憶の継承という点でも重要な歴史テーマであるといえる【図32】。

次項では、現代医療における安楽死や脳死問題などを取り上げて、この歴史を軸に考察するが、ナチズム期の「安楽死」の内実はあくまでも障害者殺人であり、それがすなわち現代医療における安楽死や脳死などとイコールではないことを再度強調しておく。

4. 障害者殺人のその後の影響

1945年5月8日、ドイツが連合国に無条件降伏してヨーロッパでの戦争は終わった。ベルリンのティーアガルテン通り4番地のT4本部は1945年に入ってベルリンへの空襲がひどくなるとチューリンゲン州のミュールハウゼンに疎開していたが、ドイツ降伏とともにその使命を終え解散した。

ドイツ本土は連合国によって分割占領され軍政が敷かれた。とくにアメリカ占領地域では、戦後間もないときに各地で「安楽死」裁判が開かれ、関与した医師や看護師らのごく一部が逮捕され起訴されたが、この問題が本格的に裁かれるのはニュルンベルク医師裁判（1946〜1948年）においてである。この裁判については改めて第九章で述べるが、判決を受けて「ニュルンベルク・コード」が出され、その後の医療倫理の指針となった。また、このほかに、のちのドイツ司法によって裁かれたT4裁判もあった。しかし、いずれの裁判においても、加害者は一貫して殺人罪（「謀殺罪」）で起訴されたのであって、決して通常にいう安楽死の際の自殺幇助罪によって裁かれたわけではなかったことに注意する必要がある。

とはいえ、戦後も各国の医療現場においては、いわゆる安楽死事件が何度も起きてその都度ごとの裁判の判決が実際上の指針とされるようになった。たとえば、日本でも東海大学安楽死事件で、昏睡状態の続く患者に薬剤による安楽死を行ったとして医師が起訴され有罪となった（横浜地裁判決、平成7年）。その際示された安楽死容認の要件は次の4つであった。

（1）患者が耐えがたい激しい肉体的苦痛に苦しんでいること
（2）患者は死が避けられず、その死期が迫っていること
（3）患者の肉体的苦痛を除去・緩和するために方法を尽くしほかに代替手段がないこと
（4）生命の短縮を承諾する患者の明示の意思表示があること

安楽死と尊厳死に関わる医療裁判の判例は国により時期によりさまざまであるが、近年では安楽死を一定の要件の下で認める法律が施行されている国や州が増えつつある。わが国でも高齢化社会の進展とともに、終末期医療と尊厳死に関する議論が次第に増え、尊厳死を法的に認めようとする機運が高まりつつある。

戦後の医療のなかでは、安楽死事件と並んで、脳死臓器移植の問題も安楽死と関連が深い。すなわち、脳死状態を人の死とみなすことが正当かどうか、従来の心停止・呼吸停止・瞳孔散大という死の三大兆候ではなく、脳波の平坦化などで死と判定して移植臓器を摘出する脳死臓器移植は、殺人にあたらないのかという問題である。[*10] 臓器移植の問題は人体実験とも関連深いのだが、ドナーの側の状態や意思表示の有無などについては安楽死との関連性が大きい。こうした問題に対してアメリカでは生命倫理（バイオエシックス）と呼ばれる分野が台頭し、それは日本にも影響して「日本生命倫理学会」が発足した（1988年）。また、生命倫理にならった医療倫理という言葉も広まり、日本でも「脳死臓器移植法」の成立（1996年）以降は病院などに医療倫理部門（委員会）が設けられるなどの変化が生まれた。

このような流れは当然、精神医学の分野にも影響を及ぼし、精神医学と倫理に関する議論が活発化した。もちろん、精神医療倫理と呼べるような幅広いコンセンサスが出来上がっているわけでないが、その最大の参照軸としてナチズム期の「安楽死」問題すなわち精神障害者大量殺人という出来事が横たわっていることに異論はないであろう。逆にいえば、この歴史なくして精神医学の倫理を論じること自体が不可能といってよいだろう。[*11]

なお、上記の安楽死や脳死問題とは別に、出来事が起きてからの時間的経過が短いため、その分析や歴史的な意味での評価は未確定であるが、２０１６年に日本で起きた障害者の大量殺人事件[*12]（いわゆる相模原事件）に簡単に言及しておく。この事件は、知的障害者施設「津久井やまゆり園」（相模原市）に元職員の男が夜間侵入して就寝中の障害者を次々に刃物で襲い、計19人を殺害したもので、逮捕された容疑者が障害者無用論ともとれる発言をしていたことで社会的にも大きな衝撃を与えた。これが日本社会において例外的で孤発的な事件といえるのか、あるいはナチズム期「安楽死」と同様の障害者大量殺人として一般化して社会的問題と捉えるべきものであるのか、などについてはなお今後の論議がまたれる。

【注】

＊1　ジルボーグ・G、神谷美恵子訳（1958）『医学的心理学史』みすず書房

＊2　小俣和一郎（1995）『ナチスもう一つの大罪――「安楽死」とドイツ精神医学』人文書院、同（2003）『検証　人体実験』第三文明社。なお、最近のものでは、藤井克徳（2018）『私で最後にして』（合同出版）が詳しい。

＊3　計画では、はじめ先天性奇形などをもつ小児に対する抹殺が取り上げられたが、実際には生後そのまま施設に預けられる子どもが少なかったため、対象はもっぱら成人の精神病院入院患者から選別されることになった。また、この「安楽死」作戦を遂行するうえで、カトリック教会の意向が調査され、１９３９年初頭にパーダーボルン神学大学教授のヨゼフ・マイヤーに最終的な意見書を提出させていたことも明らかになっている。そこで表立った反論が書かれていなかったことで計画が実行に移された。

＊4　フリードリヒ・マウツ（ケーニヒスベルク大学精神科教授）、ヴェルナー・フィリンガー（ブレスラウ

大学精神科教授)、ヴェルナー・ハイデ(ヴュルツブルグ大学精神科教授)らが鑑定医として名を連ねていた。マウツは戦後ミュンスター大学教授となり、一時はドイツ精神神経学会の会長職にあった。フィリンガーはマールブルグ大学教授(のち総長)となり、ハイデは戦後偽名で潜伏していたが、起訴されたのちに自殺(第四章8.を参照)。

＊5 シュナイダーの部下だったユリウス・ドイセン、フリードリヒ・シュミーダー、それにカイザー・ヴィルヘルム研究所の神経病理学者ユリウス・ハーラーフォルデンなどが代表的。

＊6 ドゥルナー・K、市野川容孝訳(1996)「精神病院の日常とナチズム期の安楽死」『イマーゴ』第7巻、134-144頁

＊7 「価値なき生命」「生きるに値しない生命」という言葉は、精神科教授ホッヘによれば「精神的死者」すなわち先天性および後天性の脳疾患に罹患した精神障害の大部分を意味している。一方、法学者ビンディングは、主に治癒見込みのない植物状態など医療上の末期患者を念頭に置いて安楽死の合法化を主張した。詳細は、ビンディング・K&ホッヘ・A、森下直貴訳(2001)『「生きるに値しない命」とは誰のことか――ナチス安楽死思想の原典を読む』(窓社)を参照。

＊8 ヴァイツゼッカーは、1933年にハイデルベルク大学教授就任演説のなかで次のように述べた。「具体的な決断を下す際にはっきりすることは、個人の生命を維持する政策のみを推し進めようとする社会は幻想に終わるということである。具体的な決断において医師は、いかなる代償を払ってでも生命を維持するという、自分もとうてい守りきれない態度を捨て去る。……われわれは医師として、全体のためには個人の生命を犠牲にすることに与する責任がある。ドイツの医師たちが、自分たちにはやむを得ず行われる抹殺政策に関与する責任がないなどと思っているとすれば、それは幻想であり、公正なこともいえない。……」(Weizsäcker, V. (1935). *Ärztliche Fragen, Vorlesungen über allgemeine Therapie.* Leipzig, p. 72)。また、ニュルンベルク医師裁判を受けて(1947)『安楽死と人体実験』(*Euthanasie und Menschenversuche.* L. Schneider.)を執筆し、そこでも同様の見解を説いている(本邦未訳)。

＊9　ヒポクラテスは紀元前5世紀ごろの古代ギリシアの医師で、その「誓い」は近代ヨーロッパ医学が医療倫理のもっとも基礎的な要件として引用（当時はラテン語訳より）したものである。しかし、ヒポクラテスという医師が果たして実在したかは歴史的に確定していない。のちになって複数の医師により『ヒポクラテス全集』が編纂され、そのなかに「誓い」の文章がある。全文の翻訳は前掲拙著『検証 人体実験』巻頭ページまたは同『精神医学の歴史』43頁を参照。

＊10　この問題は90年代から小松美彦が一貫して取り上げ、多数の著書で指摘してきた。ここではその中の代表的文献として『死は共鳴する』（勁草書房、1996）、『脳死・臓器移植の本当の話』（ＰＨＰ新書、2004）を挙げておく。

＊11　精神医学と倫理に関しては以下の文献を参照。
・小俣和一郎（2005）「精神医学の倫理とは」精神神経学雑誌、第107巻、997-1003頁
・小俣和一郎（2018）「精神科医療倫理と精神療法」精神療法、第224巻、8-14頁

＊12　事件に対しては直後からマスコミの反応が多数現れたが、ここでは単行本文献として朝日新聞取材班編（2017）『盲信――相模原障害者殺傷事件』朝日新聞社のみを挙げておく。なお事件に対しては、2020年1月横浜地裁で初公判が開かれ同年3月に死刑判決が言い渡された。

第八章　戦争と精神医学

――「精神障害者」とは、精神病者（中毒性精神病を含む）、精神薄弱者及び精神病質者をいう。

（精神衛生法第三条、１９５０年）

1.　戦争によって出現した精神医学上の問題

本章で述べたいのは、戦争と精神医学との関連であるが、それはあくまでも精神医学の歴史との関連であって、一般論としてのそれではない。すなわち本章では、過去の戦争が精神医学の流れに与えた影響と、戦争に際して（あるいはその結果として）新たに出現した精神医学的問題およびそれへの対処の流れという二方向のテーマが主に取り上げられる。戦争そのものの精神医学的考察とか、戦争に対する精神医学的見解などについては、そうしたテーマに関して書かれた一般的な文献にあたってほしい。[*1]

また、戦争とは一般に国家間の武力衝突を意味していると思われるが、本章では主として20世紀に起こった2つの世界大戦を念頭に置いている。いずれも近代精神医学発祥の地であるヨーロッパが主たる戦場となり、戦争が終結したのちにも精神医学の流れに対して大きな影響を与えた。もちろん、

第一次大戦（1914〜18）

連合国（英・仏・露・伊・日・米）
vs独・墺

最初の近代兵器戦/戦死者：約800万
大陸封鎖（餓死者）

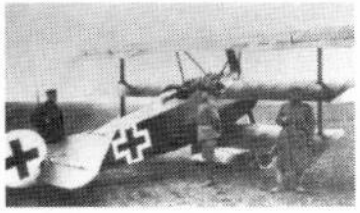

第二次大戦（1939〜45）

連合国（英・仏・米・中・露）
vs枢軸国（日・独・伊）

新型兵器の登場
戦死者：約1600万
一般市民の大量死

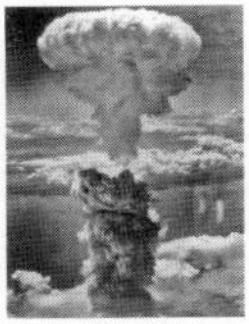

図 33　20世紀の世界大戦

20世紀の戦争は決してそれに尽きるものではないが、近代精神医学の成立したヨーロッパを起点に起きた第一次および第二次世界大戦ほど精神医学の歴史に大きな影響を与えたものは少ない。とりわけ、第二次世界大戦（1939-45）は、その規模においても、犠牲者の数においても、第一次世界大戦（1914-18）をはるかに上回るものであった。

しかしながら、第一次大戦では、それまでの戦争には登場しなかったような新兵器（毒ガス、戦車、潜水艦など）がつぎつぎに現れ、それらの使用に伴い次項で取り上げるような精神的疾病が大きくクローズアップされることになった。また、第二次大戦は、兵士と民間人（一般市民）とを問わず史上最大の死者を生み出したが、なかでもナチ・ドイツの絶滅政策によって「一民族の根絶」の対象となったヨーロッパ・ユダヤ人の犠牲は突出したものとなった。ユダヤ人大量殺戮いわゆるホロコーストは、精神医学においても無視することのできない多くの歴史的課題と未解決の問題を孕んでいる。

もちろん、世界大戦が人間の精神に与えた影響はそれらにとどまるものではない。たとえば、第一次大戦における毒ガス兵器による神経精神症状、第二次大戦における無差別爆撃や原爆被災に伴う精神的後遺症などの問題、さらにはニュルンベルク裁判などを契機としてなされようとした戦争犯罪加害者の精神医学的研究など、精神医学史が取り上げるべきテーマは数多くある。しかし、これらのテーマすべてに個別的に言及するには紙幅が圧倒的に不足している。したがって、ここではそれらが今後の精神医学史にとっての研究課題の一部をなすものであることを確認し指摘するにとどめたい【図33】。

2. 第一次大戦と戦争神経症

19世紀以前、すなわち前近代までの戦争は、ほとんどが季節的なものであったといわれる。戦争が季節を問わず、つまり年間を通して戦われるようになったのは世界初の近代戦「ナポレオン戦争」からとされる。しかし、それから百年余りのちに同じヨーロッパではじまった第一次大戦では、それまでにない新兵器がつぎつぎと登場し、近代科学そのものが兵器開発に動員され利用された。また、そうした新兵器の使用による精神症状が強調されるようになった。たとえば、長距離砲から発射される新型榴散弾のショックに基づくパニック障害（shell shock）や戦場恐怖症などは、それ以前の戦争とは比較にならない規模で前線兵士のあいだに蔓延した。負傷者は本国へ送還され治療を受けたが、回復しても歩行障害など種々の症状を呈し、再び前線へ送られることに（無意識的な意味でも）抵抗を示すようになった。

大戦が終わったのちも、そうした症状を呈する帰還兵が多数いたため、とくに敗戦国となったドイツでは「戦争神経症（Kriegsneurose）」と呼ばれて臨床上の大問題となった。実際の治療的対応は催眠療法や精神分析に委ねられたが、それは同時に医療費の高騰や戦災補償という社会経済的問題を引き起こした。また、患者本人に隠れた補償欲求があると考えられたことで、国家や共同体にとって好ましくないとの見方も現れた。この点では、以下に述べるホロコースト後遺症もまた似たような扱いを受けた。

3．第二次大戦とホロコースト後遺症

1933年にドイツで政権の座についたヒトラーとナチ党は、反対勢力を弾圧する手段として強制収容所を設置し、共産党員らの政治上の反対派やユダヤ人などを拘置して強制労働などにより虐待した。最初の強制収容所は早くも政権獲得の年にダッハウに設けられ、同時に管理運営するための組織が親衛隊内部に作られた。1939年に第二次大戦がはじまったのちには、占領したヨーロッパ各地にも設置され、1941年の独ソ戦以降になるとユダヤ人大量殺人（ホロコースト）の目的で使用されるようになる。そのうちの最大規模の施設が、占領下ポーランドに設けられたアウシュヴィッツ強制収容所だった。

ウィーンのユダヤ人精神科医ヴィクトア・フランクルは、ナチ強制収容所を生き延びて、1946年に『夜と霧』（原題は『それでも人生にイエスと言う――一心理学者の強制収容所体験』）を著し、たちまち各国語に翻訳されて世界中に衝撃を与えた。しかし生き残ったのはフランクルひとりではなく、ド

イツ各地の強制収容所が解放されるのに伴い、生死の境をさまよう悲惨な状態で多数のユダヤ人らが鉄条網の外へと出された。彼らの多くは家族をガス室などで失い、極度の栄養失調状態におかれ、日々死の恐怖にさらされて時を過ごしていた。このような生き残り《サバイバー》には、きわめて重大な精神的後遺症が認められた。

1949年に成立した西ドイツには、ヨーロッパ社会へ復帰するための条件として、強制収容所で殺害された犠牲者や多数の生き残りに補償をするための法律の制定が求められ、それは1953年になって議会を通過する。「連邦補償法」（BEG）[*2]がそれである。

この法律に基づいて、生き残った人々は自らの健康被害を医療機関に申告し鑑定を受けることが補償金を得るための条件とされ、多数の犠牲者が大学病院などに鑑定を受けに訪れた。そこで明らかになったことは、彼らに重大な精神的後遺障害が認められたことであった。しかも従来までのドイツ精神医学が、もっぱら内因性として扱ってきたうつ病が多数認められた。強制収容所体験によって惹起されたうつ病であれば、それは心因性（環境因性）であるので、従来からの内因性うつ病とは呼べないはずである。そこで、これを神経症、それも災害神経症のようなヒステリー性反応として扱い、無意識のうちに賠償欲求が潜むもの、つまりは仮病扱いしようとする精神科医も少なくなかった。鑑定を受ける側の犠牲者はほとんどがユダヤ人であり、鑑定をする側の精神科医はナチズム期またはそれ以前に教育を受けたドイツ人だったのだから、医師がそのように考えたとしてもおかしくない。

それでも一部の精神科医は、強制収容所のような極限状況では大多数の人がうつ病になっても不思議ではないとして、「実存うつ病」（ヘフナー）「根こぎうつ病」（シュトラウス）などの新しい心因性うつ病の概念を作り出した。しかし、連邦補償法が1965年をもって補償申し出の最終期限としたことで、1965年以降のドイツ精神病理学（いわゆる人間学的精神病理学）は、強制収容所の生き残りが呈する精神症状を研究するのではなく、心因性うつ病の概念を一般人に拡大して、「引越しうつ病」「昇進うつ病」「停年うつ病」など、主にうつ病の負荷状況だけに焦点を当てる研究へと転じてしまう。また「メランコリー型性格（Typus melancholicus）」（テレンバッハ）のように、特定の性格の持ち主だけがうつ病にかかるとする議論をもって、生き残りの後遺症研究に結果としてピリオドを打ってしまう。

皮肉なことに、ホロコースト犠牲者の精神症状に再び光があてられるのは、アメリカがベトナム戦争で事実上の敗北を喫したあとの1980年以降になってからであった。このころ、アメリカではベトナム戦争後遺症として帰還兵士のなかに精神症状が多数認められたことから、「外傷後ストレス障害」（PTSD）という新しい概念が構築される。しかし、その内容は、すでに1961年にニューヨークの精神科医エドガー・トラウトマンがナチ強制収容所の生き残りに見出した症状とほとんど変わりがなかった（「トラウマに基づく不安症候群」）。アメリカ精神医学はベトナム戦争によって、ホロコースト後遺症を、いわば再発見したのである。[*3]

もちろん生き残りの精神状態をPTSD概念だけで説明することはできない。そこには、生き残った者が抱く「生き残りの罪悪感」（ロバート・リフトン、1968年）[*4]という深刻なうつ病にまで発展する強度の罪責感情が潜んでいた。こうした感情と精神疾患との関連性や、その治療法については、今日でも十分に究明されたとはいえない。それゆえ、ホロコースト犠牲者の精神医学的後遺症の研究は、現在もなお未完であるといってよい。また、強制収容所で残虐行為を行った加害者側の心理についての研究も、決して十分になされたとは言い難い。これらは、なお将来の研究課題として残されているといえるだろう。

1998年になって、アメリカのレイチェル・イェフーダらは、ホロコースト生存者の子ども（つまり第二世代）に見られるPTSDの罹患率に関する精神医学的研究を発表している。[*5] その結果、第二世代は、そうではない一般の同世代ユダヤ人対照被験者に比して、PTSDへの罹患・有病率はともに高く、またPTSD以外の精神疾患罹患率も高いことが判明した。イェフーダらは強制収容所体験が第一世代だけではなく、第二世代のPTSD発症の要因にもなりうることを指摘し、ホロコースト第二世代にみられるPTSDを「世代間PTSD」(Intergenerational PTSD) と呼んでいる。また、こうした次世代の精神的影響は加害者側にも現れるとする研究もあり、総じて「第二世代効果 (second generation effect)」とも呼ばれる。

ドイツと同盟を結んで第二次大戦に突入していった日本も、1945年の敗戦によって焦土と化した。そこにはドイツ同様に多数の精神医学的後遺症を抱える人々がいたであろう。しかし、戦後日本の精神医学もまた、それに関する研究を怠ってきた。したがって、精神医学における戦後はなお終わっていないというのが正しい歴史認識であり、これらのテーマは、やはり将来の課題のひとつとして、今後取り組むべきものと考えられる。[*6]

4．トラウマ概念の歴史とPTSD

トラウマという言葉は、もともとギリシャ語で「外傷」を意味するτραύμαからきている。したがって、本来はもっぱら身体的（肉体的）意味でのそれを指す言葉であった。それが精神的な外傷（psychisches Trauma）をも指すようになったのは、19世紀以降のことである。

ヨーロッパ産業革命によって登場した鉄道は、当初貨物のみの運搬手段として利用されたが、すぐに人間の移動手段へと転用され、各国で敷設が進んだ。しかし、当時の一般的な乗り物であった馬や馬車よりも格段に速い速度で移動可能な鉄道は、ひとたび事故を起こすと一度に大量の死傷者を生み出すことにもなった。こうした悲惨な事故を体験した人々の一部では、身体的に回復したのちも痛みなどの訴えが長く続いた。医学的検査によっても異常が見出されなかったので、それは「外傷神経症」（traumatische Neurose）と呼ばれるようになった。第四章で触れたサルペトリエールのシャルコーは、そうしたケースの一部で催眠暗示が有効であることから「外傷性ヒステリー」の名称を用いたが、ドイツでは当初、精神医学者よりもオッペンハイムらの神経学者によって広く取り上げられ研究の対象とされた。しかし、すでに述べたように第一次大戦で戦争神経症が急増すると、その医療福祉面での経済的負担も増大したことから、この疾患に対しても「戦争ヒステリー」の名称のもとで金銭的補償を求める詐病傾向が強調されるようになった。「賠償神経症」（ないしは「年金神経症」）という名称も、そうした社会背景から登場したものである。

さらに、この外傷という言葉にもっぱら精神的な意味だけを与えたのは、主にヒステリーの治療を行っていた精神分析である。シャルコーのもとへ留学しウィーンに戻って開業したフロイトは、すでに同地で開業していた先輩医師ブロイアーとともに「精神分析第一号」となる症例アンナ・Oを発表(1895年[*7])したが、そこでは過去の苦痛な体験が原因で症状が現れているとされた。そうした体験は忘れられているが、それを想起すると症状が軽くなることから、ブロイアーは「カタルシス(浄化)」と命名し、フロイトもその体験を神経症の原因とみなした。のちに精神分析理論の構築過程で、フロイトは神経症の原因が幼児期の性的虐待など苦痛な体験にあるとして、それをトラウマと総称する。神経症は、このトラウマの積極的作用(一定の潜伏期が過ぎたのち症状として繰り返し表に出ようとする性質=反復強迫)と消極的作用(忘却や否認により無意識下にとどまろうとする性質=防衛反応)の2つによって形成されるとした(1939年[*8])。

すでに述べたように、ホロコーストや戦災などの過酷な体験が精神的な後遺症を生むことが第二次大戦後になって多くの研究により判明し、第一次大戦後の戦争ヒステリーとは別の疾病概念として把握されていったが、それらの原因とされたのは、ともに発病因子としての外傷的体験である。すなわち、トラウマに病因を求めるという点では、フロイト精神分析の神経症病因論と共通している。しかし、外傷体験の有無を診断基準に盛り込んでひとつの独立した疾病概念とするのは、アメリカ精神医学会が作成したDSM-Ⅲ(1980年[*9])が最初であった。それがPTSDである。この背景には、すでに触れたようにアメリカのベトナム戦争における事実上の敗北という歴史的出来事があった。すなわちベトナム戦争によるアメリカ軍兵士の精神的後遺症のひとつとして注目されるようになったのである（いわゆるベトナム症候群）。日本では阪神淡路大震災（1995年）をきっかけとして、自然災害後遺症のひとつとして注目度が一気に上がった。

また日本では、このころから「引きこもり」[10]と呼ばれる状態への精神医学的関心が生まれ、若者を中心に増加する引きこもりが社会問題化していった。それに加えて摂食障害（神経性食思不振症《アノレキシア》および大食症《ブリミア》）やパーソナリティ障害などの病態が増加したことなどで、外来精神医学のニーズが高まり、都市部を中心にいわゆるメンタルクリニックなる精神科診療所が急増していった。[11]もちろん、このことによって日本における旧来からの隔離収容型の精神病床が直ちに減少したわけではない。これについては次項で取り上げる。

第四章では戦後の精神分析の衰退について述べたが、それは精神的治療のすべてが否定されたことを意味していたわけではない。精神分析はたしかに精神的治療すなわち精神療法の中核的手法ではあったが、精神分析が衰退しても薬物療法によるだけでは対応困難な臨床例は依然として存在し、さらに、上記のような精神的治療が不可欠であることを示す症例が新たに記述されたり取り上げられたりするようになった。

また、そうしたケースに対応する精神分析以外の精神療法の方法も模索されるようになった。その結果、「心的外傷体験」という言葉が広く一般化した。すなわち、PTSD概念の登場とそれに対する精神療法の開発は、この心的外傷という言葉を過度に一般化して、PTSDの診断基準にある「生命の危険を感じるような」体験ばかりではなく、単なる「心の傷《トラウマ》」といった曖昧な意味で広くかつ安易に使用されるようになった。そのため精神医学的病名ではない「いじめ」やさまざまの「ハラスメント」（パワーハラスメント、セクシャルハラスメント、モラルハラスメントなど）「虐待」「家庭内暴力」（DV）などが、あたかもすべてPTSDに結果するかのような誤解を生んだ可能性がある。

アメリカでは、戦地からの帰還兵にみられるPTSDなどの精神的後遺症に対して、デブリーフィングのような精神療法的アプローチが注目されるようになったが、この方法は自殺未遂者の再発防止（ポストベンション）などでも用いられている。[*12]

5. 自殺研究小史

自殺[*13]という現象は、古代から長く哲学や宗教上の大問題として扱われ議論されてきた。それは必ずしも戦争との関連だけの範囲で問題化したわけではない。しかしながら、戦争は多くの自殺を生む。戦争、とりわけ第二次大戦の敗戦国となった日本とドイツで、戦時中はもちろん敗戦の決定とともに多数の自殺者が出たことが際立っていた。また、そのことが自殺予防研究を柱とした戦後の医学的自殺研究や自殺学（Suicidology）の成り立ちにひとつのきっかけを与えた。

哲学においては、自殺に対して否定的な論議が多くなされてきた一方、肯定的に捉える見方も存在する。その代表的なものはショーペンハウアーの哲学[*14]であろう。一方、主立った宗教（キリスト教、イスラム教、ヒンドゥー教、仏教など）では、全般に自殺はタブーとされる。とくにユダヤ教は、自殺を犯罪として強く禁止している。

19世紀に近代精神医学が登場すると、自殺もまた精神病理現象として認識される。ことに、エスキロールは自殺者のほとんどは精神病者であり、自殺も精神病のなせるところとした(「自殺精神病」1838年)[*15]。グリージンガーは、その教科書のなかで自殺がメランコリー(「精神的抑うつ状態」)に多くみられることを明記して両者の関係が深いことを指摘した(1845年)[*16]。ロンブローゾは、自らの手で直接自殺することを避け、死刑によって間接的に死ぬことを望むケースに「間接自殺」の名称を与えた(1876年)[*17]。フロイトは精神分析理論を構築してゆくなかで生の本能に対して「死の本能」が存在するとした(1920年)[*18]。同じ精神分析の立場からメニンガーもアルコール依存症など身体的健康に反する行動を広く「慢性自殺」と呼んだ(1938年)[*19]。

このような精神医学側からの研究に対して、自殺を社会学的に考察して分類したのがフランスのエミール・デュルケームだった。それによれば、自殺は「利己的」「利他的」「アノミー的」「宿命的」の4型に分けられる。このうち、アノミー自殺が近代化に伴って急増したとする(1897年)[*20]。

上述のように第二次大戦で多数の自殺者が出たのちの戦後になると、自殺研究は自殺予防活動と一体化してゆく傾向が顕著になった。これは上記のとおり、膨大な自殺者を出した第二次大戦を反省しそれを教訓にしたものと考えられる。自殺を防ごうとする試みは、すでに17世紀にスコットランドの牧師シムが自殺防止のための啓蒙書を著して[*21]呼びかけを行っていたが、戦後になってイギリスのチャド・ヴァラーがロンドンで自殺防止組織「サマリタンズ」[*22]を創設し(1953年)、その活動に賛同する形で欧米各国にも支部が現れた。日本でも1971年に「東京いのちの電話」が設けられ、73年には大阪にも開設された。こうした状況に呼応して各国の組織が集まり「国際ビフレンダーズ」が結成され、日本でも「自殺防止センター」(大阪)が加盟した。

事項（研究者など）	主張・学説など	時期（西暦）
アリストテレス『ニコマコス倫理学』	自殺は理由の如何によらず人間の権利	BC350
カント	自殺は人倫に反するもの	1785/86
ショーペンハウアー「自殺論」	強固な意志に基づく自殺は生への意志と同様のもの	1817
エスキロール『精神病』	全ての自殺は精神病によるもの	1838
ロンブローゾ「間接自殺」	死刑を期待して犯罪を犯すなど	1876
デュルケーム『自殺』	アノミー自殺、社会構造により増加	1897
フロイト『悲嘆とメランコリー』	攻撃衝動の内向	1917
フロイト『快楽原則の彼岸』	死の本能	1920
メニンガー「慢性自殺」	健康を害する嗜癖など	1938
シュナイドマン「心理学的剖検」	自殺既遂者の「生前診断」	1968
国連「自殺予防ガイドライン」		1996

図 34　自殺研究の歴史

1996年、国連は自殺予防ガイドラインを発表し、各国で自殺防止活動が活発化した。ちょうどそのころから日本における自殺率が上昇し、1998年からは年間自殺者数が3万人を超えて社会問題化した。[*23] 2002年、WHO（世界保健機構）は、自殺者の生前における精神医学的診断名の統計（推計）を公表したが、それによれば自殺者の圧倒的多数（90％以上）が生前に（もし精神科を受診していれば）何らかの診断がついたとするもので、しかもその第一位はうつ病をはじめとする気分障害（全体の約35％）だったとした。

このデータ以降、自殺予防の目標に気分障害、とりわけうつ病の治療が大きくクローズアップされた。もちろん、その背景にはこのほかにもSSRIに代表される新規抗うつ薬の開発・導入や認知行動療法の普及など、さまざまの要因があった。また、日本では過労死[*24]や過労自殺など、業務に起因する病態をめぐる労災認定や裁判が注目を集め、その原因のひとつとしてうつ病が司法の場でも認定されたことで、うつ病と自殺の関連が注目を集める結果につながった。「自殺者3万人時代」（および「自殺防止キャンペーン」の時代[*25]）ともいわれたこの時期に、気分障害（うつ病）は一種の社会的流行のさまを呈していたともいえる。

うつ病に限らず、こうした特定の疾病への注目が生み出す流行現象については、終章の最後でもう一度取り上げて考察してみたい。

自殺研究の歴史における重要項目を整理すると表のようになる【図34】。

6. 戦後日本の精神医療

では、日本の戦後における精神医学はどのような軌跡を辿ってきたのだろうか。最後にこのテーマについて記述してみたい。

第六章の末尾でも触れたように、敗戦の年になると、日本の大都市もアメリカ空軍の爆撃を受け、都市部にあった精神病院も被災して多数の入院患者が焼死したりした。残った一部の精神病院だけでは、精神医療を担うことは不可能であった。また、全土がアメリカ占領軍（GHQ）の軍政下におかれ、厚生行政もアメリカ主導の監督下におかれた。GHQは、日本の精神医療が私宅監置（座敷牢）や滝治療などの非人道的、宗教的な処遇を続けていたことから、それに改善を迫り、1950年になって新しい精神医療法「精神衛生法」が制定された。明治期の「精神病者監護法」によって認められていた私宅監置は、これによって廃止された。

同時に問題となったのは、それまで座敷牢などに収容されていた患者の新たな収容先であった。そのため、日本ではにわかづくりの私立精神病院が雨後のタケノコのように建てられ、措置入院という公費による入院制度を使って収容された。しかし、医療よりも隔離収容が先に立っていたため、患者はもっぱら閉鎖病棟のなかで長期の入院生活を余儀なくされ、医療者側も治療や社会復帰より収容を優先したため、多くの入院患者がリハビリテーションの可能性を失ってしまった。なかには、向精神薬の大量投与やロボトミー手術によって社会復帰が不能となった者もあった。

日本の精神病床数は、1985年の時点で全国で33万床を超えるが、この数字は国民約360人に対して1床が存在することを意味し、すべての科の病床総数の約4分の1が精神科のベッドで占められていることを表す。このように多数の精神科病床をもつ先進国は例がない。また、長期入院を反映して、患者ひとり当たりの平均在院日数も約540日と、これまた欧米各国に対して異例の長期にわたる。欧米では、1960年代の精神病院改革によって入院ベッド数が減少し、平均入院期間もおおむね14日前後、長い例でも20日余りに短縮していた。

一方、クロルプロマジンの合成にはじまる向精神薬の時代は日本にも到来し、1955年に最初の抗精神病薬がコントミンの商品名で発売された。1959年には最初の抗うつ剤イミプラミン（商品名トフラニール）も発売され、64年にはハロペリドールとジアゼパムが、79年にはスルピリドが、80年には炭酸リチウムが、それぞれ認可されて発売となった。また、96年にはリスペリドンが、99年には国内最初のＳＳＲＩであるフルボキサミンが、２０００年にはＳＮＲＩのミルナシプランが発売された。

このように向精神薬は種類も剤型も増えていったが、国民皆保険制度の下で、薬や注射などの現物に対しては公定の報酬が支払われたものの、精神療法のような目に見えない技術に対しては非常に低い報酬しか設定されなかった。このことが、わが国における精神医療の質の低下を招き、前近代的な隔離収容医療が長く残遺した大きな理由のひとつである。そのため多くの精神病院が入院患者の「永住先」と化し、精神病院が患者にとっての「定住地《パーマネントアドレス》」となってしまった。このように、医療上の必要からではなく、社会的、制度的な理由からの入院を「社会的入院」と呼ぶ。

１９８４年に発覚した宇都宮病院事件（入院患者殺害事件）をきっかけに、精神衛生法は１９８７年に改正され、新しい精神保健法が88年から施行された。93年に見直しが行われ、95年からは「精神保健福祉法」となった。また、２０００年にもその一部が改正され施行された。従来からの入院医療よりも社会復帰に重点を置いた法律によって、将来の入院期間の短縮が期待されるが、実際には都市部における精神科診療所（いわゆるメンタルクリニック）の増殖が顕著となり、社会的入院患者の多くは退院することなくそのまま高齢化した結果、多くの精神病院が老人病院化する事態となった。[*26]

こうした精神医療の大状況のなかで、21世紀以降の日本での精神医学史的なトピックスをいくつか指摘しておく。ただし、それらは出来事の生起からなお十分な時間的経過を経ていない点で、歴史的な意味での確定的な評価や位置づけをすることは難しく、将来の目から見れば歴史記述に値しない細かな出来事であったり、逆により大きく取り上げねばならないものであったりするかもしれない。したがって、今後の精神医学や臨床心理学などの経過のなかで改めて分析され評価されるべき点であることを断っておく。

21世紀に入ってから、日本では精神医学上の病態に変化や変遷が目立つようになった。まず、それまで精神医学の中心的疾病とされてきた「精神分裂病」に明らかな軽症化が指摘され、その病名に対しても社会的な批判が現れて、2003年に日本精神神経学会によって「統合失調症」と改められた。

また上述のように、2000年前後には従来の三環および四環系抗うつ剤とは異なった化学構造を有するSSRIやSNRIが承認され、臨床に導入された。これらの薬剤は、狭義の気分障害のみならず、パニック障害やPTSDなどの不安障害、一部のパーソナリティ障害や軽症統合失調症に伴う気分変調などの症状に対しても使用され、それに伴っていわゆる保険病名としての「うつ病」の増加を招いた。しかし、うつ病の増加には、すでに述べたような自殺者数の急増と高止まり、過労自殺など業務上の過剰負荷に対する労災認定の増加、「非定型うつ病」といわれる病態[*27]への注目、およびそうした医療上のニーズとも呼応した外来精神科診療所の急増など、さまざまの要因が関与している。

一方、こうした気分障害に代わって2010年以降には発達障害が臨床上も、また、社会上も注目を集め、それに伴って「成人の発達障害」がひとつのトピックにもなった。これには2013年に改訂されて公表されたDSM-5における発達障害の新しい診断基準（自閉スペクトラム障害など）の話題なども関与している。

このように、精神医学が治療や研究の対象とする精神疾患の様態や頻度に変化が見られると、それに対応して精神医学の治療ストラテジーにも変化が及ぶ。上記の新しい抗うつ剤などの薬物療法のみならず、精神療法的なアプローチの面でも認知療法、[*28]認知行動療法、デブリーフィング、オープンダイアローグ[*29]などの治療技法が加わってきた。これらの治療法は、第四章で触れた精神分析の衰退後に、あたかもそれに代わるように用いられるようになったが、多くの点で精神分析の基本的な考え方を踏襲しているようにも見える。たとえば、認知療法は自己の考え方の特徴や性格傾向を認知して対処する点で自己分析に、デブリーフィングは過去のトラウマ体験を語りあうことでカタルシスに、それぞれ類似している。

ただし、日本を含め、現在の精神医学は、全体としてみるなら向精神薬を中心とする生物学的なものに重点を置くものとなっている。

【注】

＊1　たとえば、この文脈で直ちに連想されるのが、フロイトとアインシュタインとの往復書簡（1932）である。その内容はフロイト全集に収録されている。邦訳は、浅見昇吉訳（2016）『ひとはなぜ戦争をするのか』講談社学術文庫。

＊2　ドイツが国家としてナチズム期の犯罪行為に対する賠償問題に取り組むために行った法令制定の最初が、連邦補償法（Bundesentschädigungsgesetz）である。この法律は１９５３年に西ドイツ議会で制定され１９５６年に改正されて、その後の補償政策の法的基盤となった。詳細は石田勇治（2002）『過去の克服』（白水社）を参照。

＊3　トラウトマン論文の全訳を含め、この歴史経緯については、小俣和一郎（2002）『ドイツ精神病理学の戦後史』（現代書館）を参照。

＊4　Lifton, R. J. (1968). *Death in Life*. Random House.

＊5　Yehuda, R., Schmeidler, J., Wainberg, M., et al. (1998). Vulnerability to posttraumatic stress disoerder in adult offspring of Holocaust survivors. *Am J Psychiatry*, 155: 9, 1163-1171.

＊6　内容的には不十分ながら、岡田靖雄編（2019）『もうひとつの戦場』（六花出版）を参照。

＊7　ブロイアー・J、フロイト・S（1895）金関猛訳（2013）『ヒステリー研究〈初版〉』中央公論新社

＊8　フロイト・S（1939）中山元訳（2007）「人間モーセと一神教」『幻想の未来／文化への不満』光文社文庫

＊9　ＤＳＭの起源は戦後のアメリカ精神医学会が作成したＤＳＭ-Ｉ（1952）にある。ＤＳＭとＩＣＤの改定の年代対応表は15頁の【図1】参照。

＊10　「引きこもり」という状態を精神医学の対象に組み入れ（つまり精神医学化し）多数の著書などでクローズアップしたのは斎藤環で、１９９０年代後半のことであった。斎藤自身も指摘するように、そのひとつの背景にはインターネットの普及も関与していた。

＊11　いわゆるメンタルクリニックの急増については、拙論「メンタルクリニックの歴史」（原田誠一編［2018］『メンタルクリニックのこれからを考える』中山書店、所収）を参照。なお、このほかに、２００４年に宮内庁が当時の皇太子妃の病名「適応障害」を公表したことで、心因（いわゆるストレス）による精神疾患の存在がいっそう広く認識されることになった。

＊12　高橋祥友・福間詳編（2004）『自殺のポストベンション』医学書院

＊13　自殺という言葉は、ラテン語のsuicidoが「自分＝sui」「殺す＝cido」を意味するように、殺人行為の一種というニュアンスがあり、ドイツ語のSelbstmordも同様の意味をもつ。近年、日本語ではそうした意味を忌避する目的から「自死」という言葉も用いられる。

＊14 ドイツの哲学者アルトゥール・ショーペンハウアーは、人間の生きんとする意志が闘争や戦争を生むので百パーセント肯定することはできない、逆にそれを否定する意志も禁欲や諦念などにつながることから同様に無価値化することはできないとして、後者の意志の結果のひとつが自殺であるとした。詳細は『自殺について』（斎藤信治訳［1952］岩波文庫）を参照。

＊15 Esquirol, J.E.D. (1838). *Des maladies mentales*. Tircher.

＊16 グリージンガー・W、小俣和一郎・市野川容孝訳（2008）『精神病の病理と治療』東大出版会

＊17 ロンブローゾ、第五章脚注参照。

＊18 フロイト・S、中山元訳（1996）「快楽原則の彼岸」『自我論集』所収、筑摩書房

＊19 メニンガー・K、草野栄三良訳（1952）『おのれに背くもの（上・下）』日本教文社

＊20 デュルケーム・E、宮島喬訳（1985）『自殺論』中公文庫

＊21 Sym, J. (1637). *Life's Preservative against Self-Killing*. Routledge.

＊22 この名称（The Samaritans）は、明らかに新約聖書で隣人愛の好例とされた「良きサマリア人」から来ている。サマリタンズの本部もロンドンのロードメイヤー教会内に置かれ、設立者ヴァラーも牧師だった。サマリタンズでは、カウンセリングのことを「ビフレンディング」というので、のちに国際化したときの「ビフレンダーズ」という名称となった。

＊23 日本の年間自殺者数は２０１２年に3万人を下回ったが、その間に「自殺対策基本法」が国会で成立（2006）し自殺対策に国家予算が付けられたことから、多くの自治体などで自殺防止キャンペーンが実施された。

＊24 過労死（業務上の過剰負担で発症した脳・心臓疾患による死亡）は欧米にその概念がなかったことから“Karoshi”として国際語になった。また、同じく精神疾患を発症して自殺した場合（「過労自殺」）も、過労死同様に１９９９年以降労災として認定されるケースが出はじめたことで、労災補償請求件数は年々増加し、２０１８年には１８２０件（２０００年の10倍近く）に達した。

＊25　国や地方自治体、それにマスコミなどを挙げてのキャンペーンには、逆に軍人の自殺（自決）をよしとした戦中の宣伝と重なる趣があった。すなわち、旧日本軍においては捕虜になるより自決すること、敵の前で玉砕すること、神風特攻隊のように自ら戦死することこそが美徳とされ、国を挙げて称賛されていた。敗戦が濃厚になると「一億総玉砕」という言葉すら現れ、死がことさら美化されることになった。

＊26　2014年には日本の精神病院平均在院日数は281日にまで短縮されているものの、1年以上入院している患者数はなお18・5万人に達している。

＊27　いわゆる非定型うつ病といわれる病態は、それまでの几帳面・勤勉なメランコリー型性格の中高年に好発するうつ病とは異なって、主に若年層を中心とする依存的で社会退避的うつ状態にたいして名づけられたが、これが従来のうつ病とは異なる独立した新規の疾患であるのか、従来型うつ病以外の障害（たとえばパーソナリティ障害や不安障害など）に伴う抑うつ症状であるのか、あるいはやはり広い意味でのうつ病ないし気分障害のひとつであるのか、などについては今日でも判然としていない。その名称も「新型うつ病」「若年うつ病」「ディスチミア親和型うつ病」など実に多様である。

＊28　認知療法はアメリカの精神科医アーロン・ベックによって1960年代に、うつ病者などにおける認知の歪みを自覚させ矯正させる精神療法的技法として考案された。

＊29　この技法はフィンランドで、主に統合失調症の精神療法として開発された。フィンランドといえば北欧諸国のひとつでヨーロッパ世界の一角と連想されがちであるが、民族も言語もアジア系であることに注意。詳細は、セイックラ・J&アーンキル・T、斎藤環監訳（2019）『開かれた対話と未来』（医学書院）を参照。

第九章　反精神医学の歴史

——正気の人間とはだれを指しているのだろうか。

（デヴィッド・クーパー）

1．ニュルンベルク医師裁判

すでに考察したように、精神医学史における近代精神医学の終わりは、ナチズム期の1930年代から終戦の1945年ころと考えておくのが合理的だと思われる。すなわち、近代精神医学はその時期にほぼ同期して起こったナチ・ドイツと日本による戦争医学犯罪によって終わりを迎え、現代のそれへと移行する。この現代精神医学のはじまりを告げる歴史上の出来事として、次の二点はどうしても押さえておかなければならない。

ひとつは、ナチ・ドイツ敗戦を受けて開かれたニュルンベルク医師裁判であり、もうひとつが抗精神病薬の開発である。前者はすでに第七章で述べた「安楽死」と強制収容所での人体実験を裁くために、戦勝国アメリカがニュルンベルクおよびダハウで開いたもので、この裁判の判決に際して現代医療にも大きな影響を与えた倫理基準「ニュルンベルク・コード」が公にされた（1948年）。

一方、後者は、オーストラリアのジョン・ケイドによる炭酸リチウムの躁うつ病に対する臨床効果の確認（1949年）[*1]にはじまる一連の抗精神病薬開発を指す。こちらの方は、まさに薬物療法主体の現代精神医学にとって象徴的なトピックともいえるし、現在もなお続いているのだが、その詳細はすでに第三章に書いたので、ここでは前者のトピックについて述べてみたい。

ニュルンベルク裁判は、ニュルンベルク国際軍事法廷での、いわゆるナチ大物に対する米英仏ソの戦勝四カ国による合同裁きの手続きであったが、この裁判終了後の1946年に、アメリカ一国による計12の継続裁判が開始された。その最初の裁判が医師裁判である。そこでは計23名の被告が、主として障害者「安楽死」および人体実験の罪で裁かれ、うち7名に死刑判決が下された。1名を除き被告のほとんどは医師であったことから、これだけ多数の医師が同時に裁判に付されたのは史上ほかに例がないものとして着目される【図35】。

しかしながら、この裁判がもたらした精神医学史のうえでの、おそらく最大の意義は、それまでの近代医学そのものに内包されていた非人間性が公の場で問われ議論されたことであろう。判決に付帯して公表されたニュルンベルク・コードも、そこには「インフォームド・コンセント」など、現代医学では当たり前とされる概念がはじめて盛り込まれたわけであるが、再三指摘されているとおり、この概念ひとつをとってみても患者の人権を保護するためには決して十分というわけではない。つまり、この裁判での議論を経てもなお、近代医学に内包されてきた非人間性という問題が十分に批判されて解決されたわけではなかった。

だが、それでも、裁判は「安楽死」という名のもとで実行された障害者大量殺人と強制的人体実験

- カール・ブラント＊
- ヴィクトア・ブラック＊
- ルドルフ・ブラント＊
- カール・ゲープハルト＊
- ヨアヒム・ムルゴウスキ＊
- ヴォルフラム・ジーファース＊
- ヴァルデマール・ホーフェン＊
- ジークフリート・ハントローザー
- カール・ゲンツケン
- フリッツ・フィッシャー
- ゲルハルト・ローゼ
- ヘルムート・ポッペンディック
- オスカー・シュレーダー
- ヘルタ・オーバーハウザー
- **ヴィルヘルム・バイグルベック**
- ヘルマン・ベッカー＝フライジング
- **パウル・ロシュトック**
- ジークフリート・ルフ
- ハンス・ロンベルク
- アウグスト・ヴェルツ
- コンラート・シェーファー
- **アドルフ・ポコルニ**
- **クルト・ブローメ**

（＊は死刑、**ゴチック**は無罪）

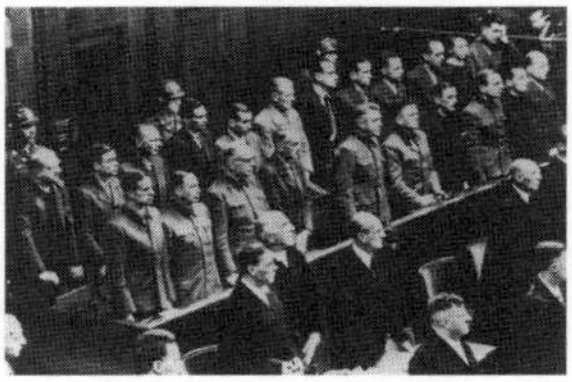

図 35　ニュルンベルク医師裁判の被告
（23名、1946.12-47.8、ニュルンベルク、ダハウ）

を対象にし、それらに批判を加えたことに違いはない。それらが、すでに述べたように、近代精神医学を含む近代医学の一種の帰結であったとするなら、そこで裁かれたものは、広い意味での近代医学および近代精神医学そのものだったともいえるだろう。また、判決を受けて間もなく出版された『人間性なき科学』（のちに『人間性なき医学』に改題[*2]）は、ドイツ医学界から完全に無視され長いあいだ陽の目を見ることなく看過された。

著者のアレキサンダー・ミッチャーリヒは精神科医で、医師裁判の傍聴者のひとりだった。彼が記したのは、裁判で取り上げられたナチズム期の医学犯罪とその実行者である医師たちの行為であり、罪を認めたり、なんら反省したりすることのなかった被告医師らへの批判であった。そうした批判は、医師同士の身内批判となることから、医学界ではタブー視されてきたため、ミッチャーリヒ自身も、この著作によって大学医学部での職を失うことになる。

もちろん、ミッチャーリヒは、自身の見解によって医学や精神医学全体を否定したわけではない。また、近代精神医学の歴史に遡って、精神医学の存在に根本的な疑問を呈したわけではない。それでも、彼の著作が長いあいだ等閑視されたのちに、1980年代に至ってエルンスト・クレーらが改めてナチズム期の医学犯罪を詳細に再検証するに至る歴史の道程の第一歩であったことに違いはない。クレーは、その一連の著作を通じて、ナチズム期に行われた「安楽死」犯罪を検証・告発したばかりではなく、当時の精神医学そのものをも強く批判した。彼の批判は、明らかに精神医学の存在自体に対する疑いを含んでいる。

つまりミッチャーリヒは、ナチズム期の精神医学を批判することで、精神医学そのものに対しても懐疑的ないしは否定的な立場へと至る経路の、まさにその源流に位置していたといえる。

2. 反精神医学（Antipsychiatry）の系譜

本来なら、身体にせよ精神にせよ、病気を治すのが医学であり精神医学のはずである。しかし、その医学なり精神医学が、病気の担い手である患者や障害者を抹殺してしまったところに最大の問題がある。ナチスや731部隊による人体実験とナチズム期の「安楽死」は、こうした基本的問題を提出しているものと捉えるのが、歴史を考える際にも大切な視点である。この患者抹殺という危険性が、そもそも医学や精神医学の根底にある本質的な属性なのかどうか、あるいはそうした属性のひとつに含まれているのかどうか――。もしそうであるのなら、医学や精神医学の存在自体に対しても疑問が呈される。これが反精神医学の登場するうえでの、ひとつの大きな歴史的理由である。

しかしながら、反精神医学と呼ばれる概念は必ずしもはじめからナチズム期の「安楽死」に対する批判的考察のうえだけに成立したわけではない。むしろ、一般的には次に述べるミシェル・フーコーの近代精神医学の登場に関する歴史批判から生れたものとされている。このフーコーによる言説を大雑把にまとめて簡略化すれば、「近代精神医学はたしかに患者を鎖から解放したが、その後は道徳的懲罰という目に見えない鎖で再びがんじがらめに縛り付けてしまった」（1954年[*3]）ということになる。

すでに隣国ドイツでのニュルンベルク医師裁判を経た50年代に至っていたにもかかわらず、フーコーが、ナチズム期の「安楽死」を議論の出発点に置かず、しかも歴史的にきわめて重大なこのポイントを反精神医学の論拠としなかったことは幾重にも批判されねばならないのだが、この点はすでに本書以外の拙著[*4]で述べてきたので、ここでは立ち入らない。

もっとも、フーコーは狂気すなわち精神病自体の存在は認めている。ただし、次の2つの条件のもとに、である。ひとつは、精神疾患の原因は不安であり、症状はそれを防衛し、より適応的に生きるためのもの、もうひとつは精神疾患の認識の仕方は文化によって規定され、社会の排除によってその存在が定まるもの、という条件である。このうち、後者の社会文化的論点から、社会の排除がない場合、狂気はそれと認識されないので、狂気すなわち精神疾患は存在しないという一種の精神疾患否定論が導き出されうる。この点をさらに推し進めたのが、50年代のフーコーに続いて60年代に登場するレインらの反精神医学である。

イギリスの精神科医ロナルド・レインは、統合失調症患者の治療経験から、精神疾患は医学的な意味での病気ではなく、一種の「心の旅」であり、それに寄り添うことこそが救いになる、とした（1960年）[*5]。同じころ、アメリカの精神科医トーマス・サスも、精神疾患などはもともと存在せず、単に社会の側が自己防衛のために、排除する対象として作り出したものにすぎないとする説を公にした（1961年）[*6]。さらに、イギリスのデヴィッド・クーパーも、統合失調症患者専用の実験的病棟（Villa21）を作ってレインと類似の反精神医学論を展開した（1967年）[*7]。

このレイン、サス、クーパーの反精神医学論では、フーコーとは異なり精神疾患の存在そのものが精神科医の立場から基本的に否定されている。時あたかも、1960年代の世界的な学生運動、ヒッピーに代表された対抗文化《カウンター・カルチャー》、ベトナム反戦運動の高まりなどと重なり、反精神医学はそうした時代の潮流のひとつと受け止められた面もあって、精神医学界にも一定の影響を及ぼした【図36】。

しかし、反精神医学が精神医学自体を否定する言説であり、さらにアメリカでのサスによる精神医療への過激な批判団体「サイエントロジー（人権市民委員会）」の設立などへの反発もあり、その後の70年代には次第に顧みられなくなった。サイエントロジーはその後、各国に支部を作り、わが国でも「サイエントロジー日本支部」ができた（1992年）。また、それとは別に類似の患者団体などが現れるようにもなった。これら患者団体にある程度共通する性格は、患者やその家族を精神医療の被害者と捉え、精神医療ないしは精神科医を加害者とする見方にあった[*8]。

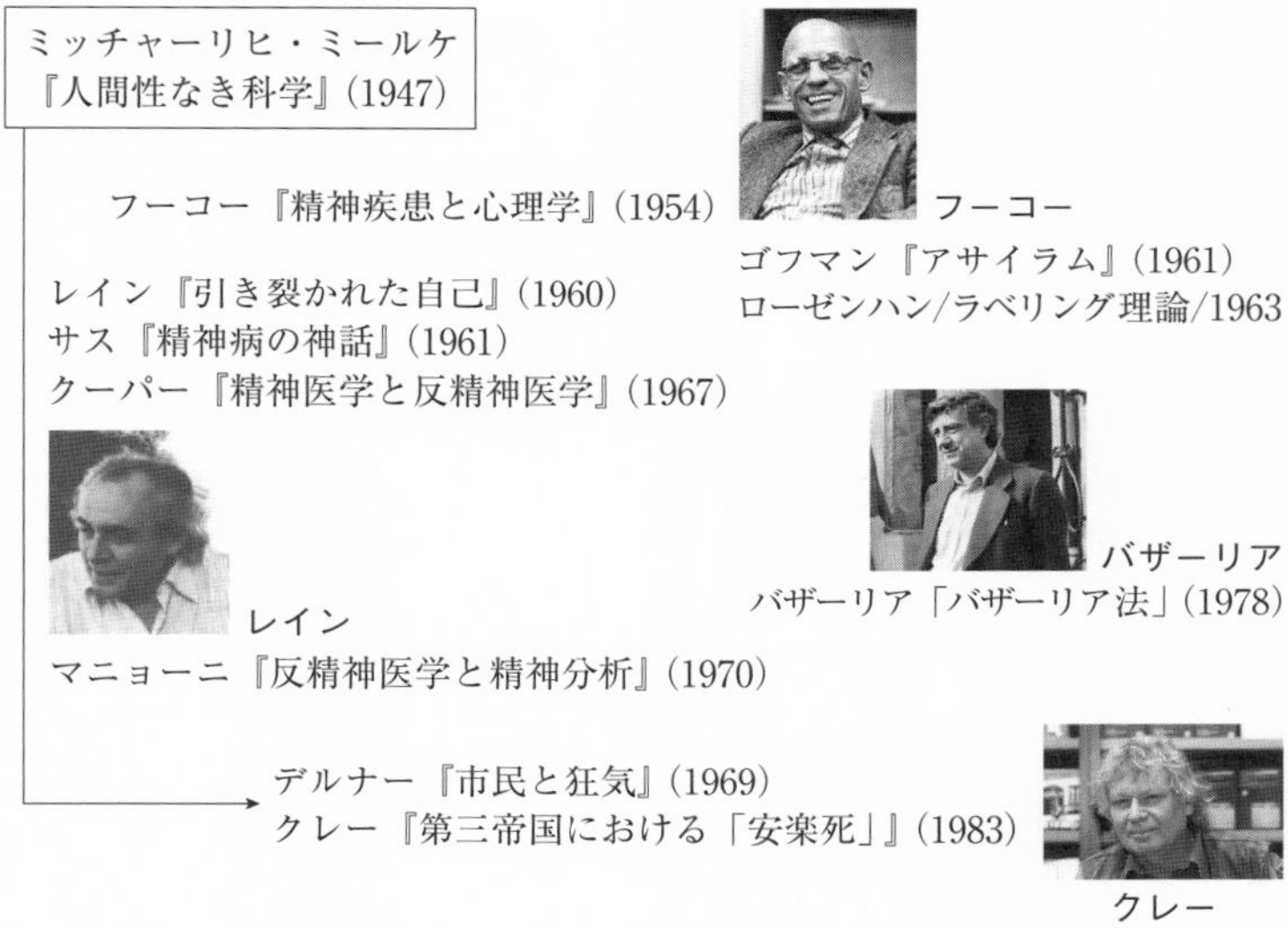
ミッチャーリヒ・ミールケ
『人間性なき科学』(1947)
フーコー『精神疾患と心理学』(1954)
フーコー
ゴフマン『アサイラム』(1961)
ローゼンハン/ラベリング理論/1963
レイン『引き裂かれた自己』(1960)
サス『精神病の神話』(1961)
クーパー『精神医学と反精神医学』(1967)
バザーリア
バザーリア「バザーリア法」(1978)
レイン
マニョーニ『反精神医学と精神分析』(1970)
デルナー『市民と狂気』(1969)
クレー『第三帝国における「安楽死」』(1983)
クレー

中心的人物	著書など	場　所
M. フーコー (1926-84)	『精神疾患と心理学』(1954)	パリ
F. バサーリア (1924-80) E. ゴフマン (1922-82) K. デルナー (1933-)	「バザーリア法」(1978) 『アサイラム』(1961) 『市民と狂気』(1969)	ローマ シカゴ ギュータースロー
R. D. レイン (1927-89) D. G. クーパー (1931-86) T. S. サス (1920-2012) M. マニョーニ (1923-98) D. ローゼンハン (1929-2012)	『引き裂かれた自己』(1960) 『精神医学と反精神医学』(1967) 『精神病の神話』(1961) 『反精神医学と精神分析』(1970) 「ラベリング理論」(1963)	ロンドン ロンドン ニューヨーク パリ ワシントン
A. ミッチャーリッヒ (1908-82) E. クレー (1942-2013)	『人間性なき科学』(1947) 『第三帝国における「安楽死」』(1983)	ハイデルベルク フランクフルト

図 36　反精神医学の系譜

3. 欧米における精神病院改革と反精神医学

1960~1970年代に、欧米各国では精神病院の改革が行われた。その主たる内容を一言でいえば「開放化」である。すなわち、鍵のかかる閉鎖病棟の縮小ないしは廃絶、外界との往来の自由化、入院期間の短縮化、デイケア・ナイトケアの導入、などなどの施策が実行され、旧来の隔離収容型の精神病床は次第にその数を減らしていった。

たとえば、アメリカでは、1963年のいわゆるケネディ教書(「精神病及び精神薄弱に関する大統領教書」)で入院精神医療が批判され、それを受けて全米で脱入院化が進んだ。もちろん、この教書の背景には、アメリカの医療費削減問題や、ケネディの同胞に精神障害者がいたなどの副次的な理由があったのかもしれない。しかし、ほぼ同時期に刊行されたサスの著書『精神病の神話』が影響を与えたことを無視することはできない。サスは精神医療が医学的介入ではなく、人間を変える強制的介入であり「政治的事業」のひとつであるとして、上述のような精神医療被害者団体としてのサイエントロジーを立ち上げるなど、政治家にも一定の力を及ぼした。

ヨーロッパ各国でも、隔離収容型の精神医療を開放型のそれに転じる政策が打ち出され、英仏独伊などの「精神病院先進国」で徐々に実施されていった。[*9] しかしながら、日本では精神病院の開放化は遅れ、逆に精神病院の病床数が増えるという倒置的な状況が生まれた。その様態は、すでに前章の最後で指摘したとおりであるが、それでも精神科医療の閉鎖性に対する批判が皆無だったわけではない。

4. 日本における反精神医学の受容と反発

日本でも60年代には学生運動の嵐が吹き抜けた。それとともに、大学や大学院改革などが叫ばれたが、結局はセクト間の内紛（いわゆる内ゲバ）などによって運動は後退し、やがて消滅していった。同様の事態が小規模とはいえ、日本精神神経学会においても起こった。１９６９年の第66回日本精神神経学会（金沢大会）では伝統的な精神医学が、医師を養成する大学医局のあり方も含めて、厳しく批判された。その一方で、治療共同体の紹介と移入の試み、日本精神分析学会への期待、レインら反精神医学のテキストの相次ぐ翻訳出版などもあり、若い世代の精神科医を中心に既存の精神医学や閉鎖病棟医療を批判する動きは存在した。

また、一部のジャーナリストらによる精神病院告発も、こうした反精神医学的動きと連動していた。とくに新聞記者の大熊一夫が、自らアルコール症患者を装って東京の私立精神病院に入院した際の体験を著した『ルポ精神病棟』は大きな反響を呼んだ（大熊、１９７１年）[*10]。これは、かつてアメリカの心理学者ローゼンハンが、反精神医学の代表的な論である「ラベリング理論」を展開するきっかけとなった（精神病者を装っての）メニンガー・クリニックへの潜入と併せて考えてみると、いずれも精神医療に対する不信感に根差している点で共通しており興味深い[*11]。

しかしながら、以上のような精神医学への批判的な機運は日本においては精神医療の全般的改革には結びつかず、学生運動の衰退とともに次第に消褪し、隔離収容型の精神医療は改まらず、保守的な大学医局制度も存続することになった。反精神医学に対する拒否感も大学精神医学の側から表明され、教壇的精神医学者の多くが否定的な立場を表明した。[*12]

こうした日本における精神医療の後進性の背景には、第六章で述べたように、日本の精神病院の担い手が欧米とは異なり、ほとんどが民間であり、精神科医もまた私立精神病院職員（民間医）として自立性に乏しかったことが挙げられるだろう。

5. 現代精神医学と反精神医学

臨床心理士かつ哲学者の實川幹朗は、臨床心理学が現代における宗教の役割の一端を担っており、その基本的性質も一種の宗教ではないかと指摘している（實川、２００４年）。[*13] 實川によれば、臨床心理学は、「新宗教の一形態」であり、心理療法家は「宗教家」であり、学派は「宗派」である。その理由として實川は、臨床心理学の開祖フロイトはユダヤ教の、また同様にユングはキリスト教の伝統と文化のもとで育ち、それぞれその影響を強く受けて理論を組み立てている点を挙げている。また、精神分析が意識を過大に重視し、一方で無意識を病因の在り処として下位に位置づけるのも、前者が神の、後者が悪魔の概念を、それぞれ継承しているものだからとする。

また、第四章で述べたように精神分析が１９８０年代の後半になって明らかに衰退したのち、境界性パーソナリティ障害の精神療法として新たに登場した弁証法的行動療法（ＤＢＴ）[*14]も、元来は宗教上の概念である「マインドフルネス（Mindfulness）」を治療目標のひとつに掲げている。マインドフルネスという言葉は、ＤＢＴの創始者マーシャ・リネハン（自らも「境界性パーソナリティ障害」のため入院経験をもつアメリカの心理学者）がキーワードとして掲げたものだが、その意味は禅の悟りと類似の心的状態を指すとされる。

たしかに、臨床心理学は精神医学とは異なって生物学的な見方を排しているため、第三章および第四章で辿ったように、それぞれの生まれる歴史的背景を異にしている。しかし、ここでフーコーが呈した疑問をもう一度考えてみる必要があるだろう。フーコーは、精神疾患の存在そのものは認めたものの、近代精神医学の成立史に批判を加え、精神医学自体の存在意義に疑問を呈して反精神医学の魁《さきがけ》となった。

そうした史観に立つフーコーにとって精神医学とは医学の一分野などではなく、主として道徳的懲罰による社会防衛の一手段であり、近代精神医学も近代医学からの分枝ではなく、社会の保安処分的手法に由来する。しかし、その点では宗教も似たような社会的役割を果たすものではないか。フロイトによれば、宗教とはまさに社会の「超自我」であり、人類を覆う「強迫神経症」である。[*15]

反精神医学は、これまでのところ、精神医学を宗教の一形態であるがゆえに否定するとは、決して、また一度も述べていないのだが、もし精神医学批判の根拠をそこに置くのならば、精神医学は未来に現れる新しい反精神医学によって、もう一度脱宗教化されることになるであろう。それはあたかも、ルターの宗教改革以来、自由啓蒙思想によってヨーロッパ世界が次第に脱宗教化（世俗化）され、ついには啓蒙主義革命であるフランス革命に相前後する時期に至って、各国で「鎖からの解放」が起こったという歴史の過程を、再び辿り直すかのようでもある。事実、すでに述べたように、１９６０

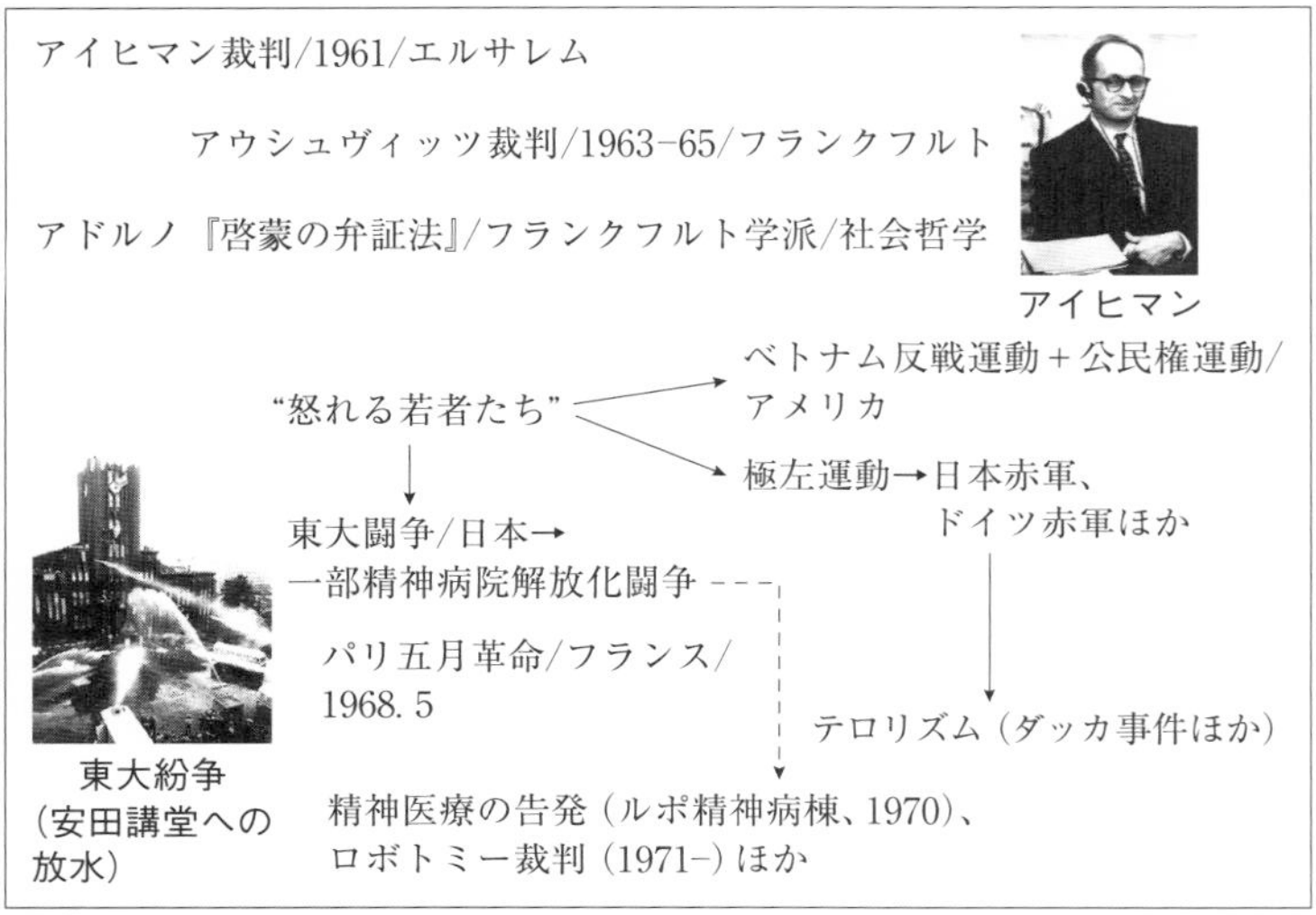

図 37　戦後（1960年代）の若者・学生運動

年代の反精神医学の興隆は、同時期以降の欧米における精神病院改革と無縁ではなかった。

今後、もう一度、現代精神医学が何らかの論理によって脱宗教化される可能性も完全に否定することはできないであろう。それを人は反精神医学とは呼ばないのかもしれない。しかし、そのとき精神医学は今までになく根本的な解体を被るかもしれない。あるいは、少なくとも根底からの変容を迫られることになろう。それが具体的にどういうことになるのかについては、ここではあえて踏み込まず、読者の推理に任せたい【図37】。

本書の冒頭で著者は、これまでの精神医学史の多くが依拠してきた直線的な進歩史観を批判したが、だからといって、決してフロイト流の循環史観ないしは反復史観に立つわけではない。しかし、いずれにしても「歴史は繰り返す」の諺を、われわれは最後にもう一度噛み締める必要があるのかもしれない。

【注】

＊1 Cade, J. (1949) Lithium salts in the treatment of psychotic excitement. *Med. Aust.* 36; 349-352.

＊2 ミッチャーリヒ・A、ミールケ・F（金森誠也、安藤勉訳［2001］『人間性なき医学』ビイング・ネット・プレス）

＊3 フーコー・M、神谷美恵子訳（1970）『精神疾患と心理学』みすず書房

＊4 小俣和一郎（2002）『近代精神医学の成立』人文書院

＊5 レイン・RD、天野衛訳（1971）『引き裂かれた自己』みすず書房

＊6 サス・TS、河合洋・ほか訳（1974）『精神医学の神話』岩崎学術出版社

＊7 クーパー・D、野口昌也・橋本雅雄訳（1974）『反精神医学』岩崎学術出版社

＊8 日本における精神医学関連の患者会の先駆けは１９６３年に発足した「全日本断酒連盟」であるが、その起源が地方の断酒自助組織（１９５８年、高知）であったように、当事者の自助的な集まりであった。また、当事者家族の集まりとして「全国精神障害者家族連合会」（いわゆる全家連、１９６５年発足、２００７年消滅）がある。しかし、１９７４年に登場した「全国精神病者集団」のように反精神医学的色彩を帯びた団体も現れた。

＊9 イタリアの精神科医フランコ・バザーリアは、自身が勤務していたトリエステの隔離収容型施設の開放化に着手する運動の過程で、それに共鳴した多くの精神科医の協力と政治家になっていた妻の助力もあり、精神病院全廃を旨とした「第１８０号法」（いわゆるバザーリア法）を１９７８年に国会で成立させた。この法によりイタリアでは精神病院の廃院が相次いだが、今日でも全廃にはなっていない。

＊10 大熊一夫（1971）『ルポ精神病棟』朝日新聞社。なお、この本がたちまち注目を浴びた背景には、精神

病院における相次ぐ不祥事（大阪の栗岡病院での入院患者殺害事件、同じく安田病院での集団リンチ殺人事件など）があった。

＊11　ローゼンハンは、自分以外にもアメリカ国内の12の精神病院に幻聴があるふりをして入院させた男女8人のほとんどが「統合失調症」と診断されたことから、精神医学的診断は科学性に乏しいことを主張し、診断は単なるレッテル張りにすぎないとした。彼のこれらの試みは「ローゼンハン実験」として有名になった。

＊12　精神神経学会などにおける当時の闘論が、あくまでも精神医療の継続を前提としたもので、その意味では何ら反精神医学にはあたらないとの批判もあることを付記する（小泉義之［2018］『あたらしい狂気の歴史』青土社）。

＊13　實川幹朗（2004）『思想史のなかの臨床心理学』講談社

＊14　リネハン・M（小野和哉訳［2007］『弁証法的行動療法実践マニュアル』金剛出版）

＊15　フロイト・S（中山元訳［2007］『幻想の未来』光文社文庫）

終　章　歴史と精神医学

——人間は甘い夢を見るほうが好きな生き物である。

ジュリアス・シーザー（ガリア戦記）

1．個人史と全体史

歴史とは何だろうか？

それは今までに起こった過去の出来事であり、その叙述である。だから歴史は現在と未来を語ることはできない。そうしたことは今日のニュースであり、明日の予想であり未来の予言である。しかし、過去に起きた出来事を記録し、それを将来に役立てようとする試みは人間社会の至るところでみられる。それが、何といっても歴史の存在する意義であろう。人間である以上、人間の歴史もまた不格好なものであり、なかには正視に堪えないもの、奇怪でグロテスクなものもある。それらを含め、しっかりとした姿勢で過去と向き合うことが歴史を生かすことにつながるであろう。

こうした歴史に対する基本的な態度は、おそらく個人の歴史にも重要なのであろうが、われわれは個人としてしばしば、それを避けようとする。あるいは、意図的に避けるのみならず、無意識的にも忘却してしまう。ときには、記憶を作り変えたりすることもある。だが、これらの点もまた、個人を離れた全体の歴史にも当てはまる。すなわち、為政者などにとって都合の悪い歴史の事実が隠蔽されたり、作り変えられて美化されたりするのである。われわれは個人と全体とを問わず、つねにこうした既存の（「都合のよい」）歴史に対して、一定の批判精神をもって臨まなければならない。

とはいえ、全体の歴史もまた個人の歴史の集合体である。個人の歴史とは、すなわち一人一人の私的な歴史である。たとえば、私が何年何月何日に大学を卒業した、というのも私という個人の歴史である。しかし、そのような無名の個人にまつわる事実は所詮、全体の歴史、人間社会の大きな歴史とは無関係である。その個人の私的歴史の事実が全体の歴史を動かすなり、影響を与えるに至ってはじめて、個人史は全体史につながることになる。

もちろん、中国における歴史の父ともいうべき司馬遷の『史記』のように、人物としての特定の個人を中核に据えた歴史というものも存在する。歴史というものは人物を深く掘り下げることで、むしろ生き生きとしたものになるという側面も否定できない。それはアナル派の歴史家フェルナン・ブローデルのいう「深い歴史」ということになるのかもしれない。

もっとも、個人の歴史と全体の歴史とのあいだにも、いくつかの中間項が存在する。それが集合して全体史を構成するのである。たとえば、本書でいうのなら、第五章で取り上げた優生学の歴史などがそれに相当する。それは精神医学の歴史を全体史とした場合、それを構成する重要な一部分といえる。もちろん、逆の見方も可能である。つまり、優生学の歴史を全体史とした場合には、精神医学史はその中の部分史ということになる。しかし、これまでの精神医学史の多くは優生学の歴史をあえて取り上げようとはしなかったか、もしくはただ足早にそれをなぞることがほとんどであった。なぜなら、いったんそれを正面から取り上げてしまうと、精神医学史の記述も、いやがうえにも本書で記述したとおり、ナチ断種法や精神障害者「安楽死」など、いわば負の歴史に全身で向き合わざるを得なくなるからである。

ナチズム期の精神医学がどのようなものであったのかがすでに明らかになった今日でさえも、精神医学の歴史は依然としてブリリアントなものが好まれ、あるいはそうであってほしいという半ば無意識の願望からか、ダークな一面を切り捨てた明るい進歩的な物語が主流を占めている。精神医学史を研究する人間の多くが、そうした流れに乗って歴史を捉えようとしている。彼らは、歴史の負の側面をあえて捉えようとはしない。それはむしろ、彼らにとって隠蔽されるべきもの、歴史として残してはならないものである。なぜなら、それは精神医学の権威を、ひいては自らの権威を損なうものだからである。

こうした精神医学史をめぐる状況は、個人の歴史に話を戻してみれば、よりわかりやすいであろう。

2. 記憶をめぐって

人間は、誰であっても、また、いつの時代であっても、苦い思い出を忘れ、甘い夢に浸ろうとする——本章冒頭に引用したシーザーの言葉は、古代ローマの時代でもそれが当てはまることを示している。精神医学もまた、ＰＴＳＤ（心的外傷後ストレス障害）という概念の下で、外傷的な記憶を回避しようとする心理的メカニズムに言及している。そうした病理的な場合のみならず、日常的にもいわば負の記憶をいち早く忘れ去ろうとする心性は珍しくない。もちろん、それは個人の記憶に限らず、集団の記憶に対しても同様である。たとえば、東日本大震災（２０１１年）の津波災害のあとで、その生々しい遺構を撤去すべきという意見と、未来への教訓として遺すべきという意見があり、自治体もその判断を先送りしている現状がある。しかし、同様の議論は戦後間もないころ、現在では世界遺産になっている広島の原爆ドームに関してもあった。

本書が取り上げたホロコーストをめぐっても、記憶の問題は大きな影響を及ぼしている。ホロコーストが歴史の事実かどうかについては正当な歴史研究の上から否定する根拠はないが、政治的な面からこれを否定しようとする勢力があることは知っている（ナチズム研究者であるイギリスの歴史家アーヴィングもホロコースト否定論者として知られているが、同時にナチスシンパだったことも明らかになっている）[*1]。もちろん、本書ではそのような政治的勢力があるからといってホロコーストが事実だったのか否かを問うことはしない。しかしながら、ホロコースト否定論者のような極端な政治勢力は別にしても、その過去をできるだけ忘れようと努力してきた犠牲者、つまり生き残りや遺族らが大勢いたことも否定できない。そうした人々にとって、ホロコーストの歴史はあまりにも凄惨であり、そこに立ち戻って考えることは一種の心的外傷を繰り返すことにつながる耐えがたい行為ですらあった。

たとえば、戦後ドイツから南米へ逃亡していたアドルフ・アイヒマンが、ブエノスアイレスでイスラエル情報機関によって拉致されエルサレムで裁判に付されることになった際、それは多くの生き残りたちにとって青天の霹靂ともいえる困惑すべき事態であった。アイヒマンはホロコーストの実行にあたった国家保安本部の一課員として、ユダヤ人の強制収容所への大量移送を組織していた。すでに戦後15年が経ち、過去の傷口も少しずつ癒えてきた時期にあった人々にとって、アイヒマン逮捕はまさに過去の亡霊を甦らせることにほかならなかった。そうした人々は自らの過去に蓋をし、誰にも語らずに生きてきた（第八章参照）。それが、いやがうえにも過去と再び直面せざるを得なくなったというわけである。

その結果、過去の悪夢が甦るかのように、自分が襲われるなど被害妄想を呈する新規の患者さえ現れた。ドイツの精神病理学者フォン・バイヤーは、そうした症例を広く集めて了解不能とされていた妄想症状を、状況因という概念で了解的に分析しようとした。[*2] このバイヤーの了解作業が正しいのかどうかは、当然議論する価値はある。しかし、少なくとも過去の事実に直面することで、精神状態が悪化する例が実際にあることは確かであろう。

いずれにしても、過去の出来事の記憶は、さまざまな意味で忘れられやすい。その出来事が外傷的なものであれば、なおさらである。それは、個人であっても集団であっても変わりはない。それゆえ、歴史と記憶をめぐる問題は、ただ単にこれを風化させてはならないという題目的価値観一辺倒の対応だけで済まされるものではない。そこには、歴史の記憶をめぐる想起と忘却の問題がつねに顔をのぞかせている。人間は個人の歴史を含めて、その記憶のすべてを想起することはできないが、それでも自らにとって都合の悪い過去はなるべく早く忘れ去ろうとする。あるいは記憶を造り変えたり捏造することさえある。もちろん、ある程度は、歴史や記憶に対する受け止め方の文化的な差異があるかもしれない。[*3] しかしながら、広島の原爆ドームやアウシュヴィッツ強制収容所がユネスコの世界遺産に登録され保存されているように、貴重な歴史の記憶を、その正負を問わず公正に保ち、のちの世代へと継承していくことには普遍的な価値があるとも考えられる。

3. 歴史を記述するという作業

そのように考えるなら、歴史を記述するという作業は、一面で忘却との闘い（Kampf gegen Vergessenheit）であるとも捉えることができる。[*4] いや、忘却のみならず、意図的な隠蔽、不当な捏造や美化など、特定の人間にとって都合のよい改変との闘いといってもいいだろう。しかし、それは並大抵のことではない。

歴史記述には、それがどんな種類のものであろうと、つねにそうした改変が存在していないのかを疑ってみる必要がある。精神医学の歴史についても、まったく同様のことがいえる。本書の最初でも述べたように、既成の精神医学史の記述も、一般史に照らし合わせてみると明らかな間違いだったと判明する例もある。改めて史料を読み直してみれば、既存の精神医学史のなかに新たな誤りを見つけることも大いにあるだろう。本書でも指摘した近代精神医学の成立機転ともなった「鎖からの解放」事蹟に対する読み直しの試みなどはその一例にすぎない。また、既存の歴史が触れようとはしない負の側面をきちんと取り上げて記述することも大切である。本書がやや力点を置いて取り上げた「安楽死」（第七章）や「ホロコースト後遺症」（第八章）などがそれに相当するだろう。その意味では、歴史の記述もつねに更新してゆくことが必要になろう。

しかし、このような歴史の読み直しを行う前提は、あくまでも既存の歴史記述に対する疑いであり批判精神である。そうした批判的な見方を欠いてしまうと、歴史記述はおしなべて堕落する。「絶対的権力は絶対に堕落する」との箴言にも似て、批判精神を欠いた歴史は、それ自体を正当化し、いわば「正史化」してしまい、極端な場合には、あとからの批判や書き換えを一切許さなくなる。そうなれば歴史は硬直化して、しかもその内容は過去の事実から乖離した自らに都合がよいだけの作り物に成り果ててしまう。それはもはや「歴史」と呼ぶにはあまりにもふさわしくない。

歴史に対する一定の批判精神をもって記述を行い、なお見直しによって更新していくことは、以上のように歴史記述において不可欠の作業であるといえる。しかし、歴史は単なる過去の出来事の記述だけで成り立っているものではない。もし、それだけの内容であるのならば、それはいわば「クロニクル」(年代記)にすぎない。そこには、それらの出来事が何故、どのような背景で生じたのか、また、それぞれの出来事はどのように関連しているのかといった分析の作業が欠かせない。それは出来事の客観的な記述作業よりも、やや主観的で恣意的な見方の入る余地のある作業といえるかもしれない。それゆえ、こうした分析や解釈には、いっそう慎重な姿勢が求められる。本書では、このような分析と解釈の大きなよりどころをヨーロッパの思想史の流れに求めている。このことが精神医学の歴史を読み解くうえで重要なポイントであろうと判断したからであるが、結果として、ヨーロッパに起源をもつ精神医学の流れ全体が、より理解しやすいものとなったのではなかろうか。

もちろん、精神医学の歴史は、その深層にある思想史の流れだけではなく、そのほかの歴史的要因によっても加速されたり停滞したりする。また、そうした要因を機に転回したり瞠目的に転換したりもする。そのひとつが本書で取り上げている戦争、それも世界規模での戦争すなわち世界大戦である。とりわけ20世紀の第二次世界大戦は、それ以前と以後の精神医学史を分かつ分水嶺のような存在として記憶されるべきであろう。それ以前の精神医学には拘禁的手段がなお色濃く反映されていたし、現代のような抗精神病薬はなく、ファシズム国家ではショック療法のような強圧的治療法が次々に考案されていた。戦後は向精神薬と精神薬理学の時代に移行して、精神病院施設の開放化が進み、拘禁やショック療法は次第に退くことになった。この大きな違いを画期していたのが第二次大戦である。もちろん、こうした治療方法の違いが戦争によって直接生み出されたわけではない。しかし、第二次大戦を準備したファシズムやナチズムの独裁国家における価値観と、それが敗れ去ったのちの自由主義国家における自由民主的価値観の違いは、精神医学における治療方法の違いに一致して並行的であるように見える。

これは、精神医学の歴史を読み解くうえでのひとつの解釈の例であるが、精神医学史の流れを追ってゆくと、時代による変化ばかりではなく、どこか変わらないもの、不変であるものの存在を感得することもある。このことは、精神医学史におけるいわば「不易」なるものが一体どのようなものを指しているのか、その逆に流行現象のように繰り返すものは何であるのか、という問い立てでもある。本書の最後に、そうした歴史解釈のひとつの可能性について触れておきたい。

4. 精神医学の歴史にみる不易と流行

ことさらに精神医学の歴史を追わずとも、一定期間を精神医学の臨床に従事した者であれば、そこで頻回に出会う病名や診断名が時代とともに変わってゆくことを実感しているであろう。こうした臨床上の実感は、果たして精神医学史の上でも追認できるのであろうか？　あるいは、精神医学の歴史も、そのような臨床上の実感を裏づけているといえるのだろうか？

江戸時代の俳人・松尾芭蕉は、俳諧にはつねに新しいものを取り入れてゆく「流行」と、変わることのない本質があるとして、それを「不易」と呼んだ。[*5] しかし、同時につねに変化してゆく流行こそ不易であるともした。この俳諧論は、今日では俳句のみならずすべての芸術に対してもいえるとされる。

では、これと同じような意味で精神医学の歴史を通覧してみると、どうであろうか？

本書で主たる記述の対象とした近現代の精神医学史だけに限ってみても、そこには生物学的精神医学と心理学的精神医学との拮抗的な流れが、二大潮流のように存在していた。この2つの流れの背後には、啓蒙思想とロマン主義思想とが、やはり相対立しつつ伏在していた。しかし、思想史にみる両者の流れは、何も近現代だけに限られるものではない。両者は共にヨーロッパの思想史を古代にまで遡って貫く巨大な潮流である。さらに、それ以前へと遡るなら、われわれはそこに宗教と自然思想との対立構造を見出す。

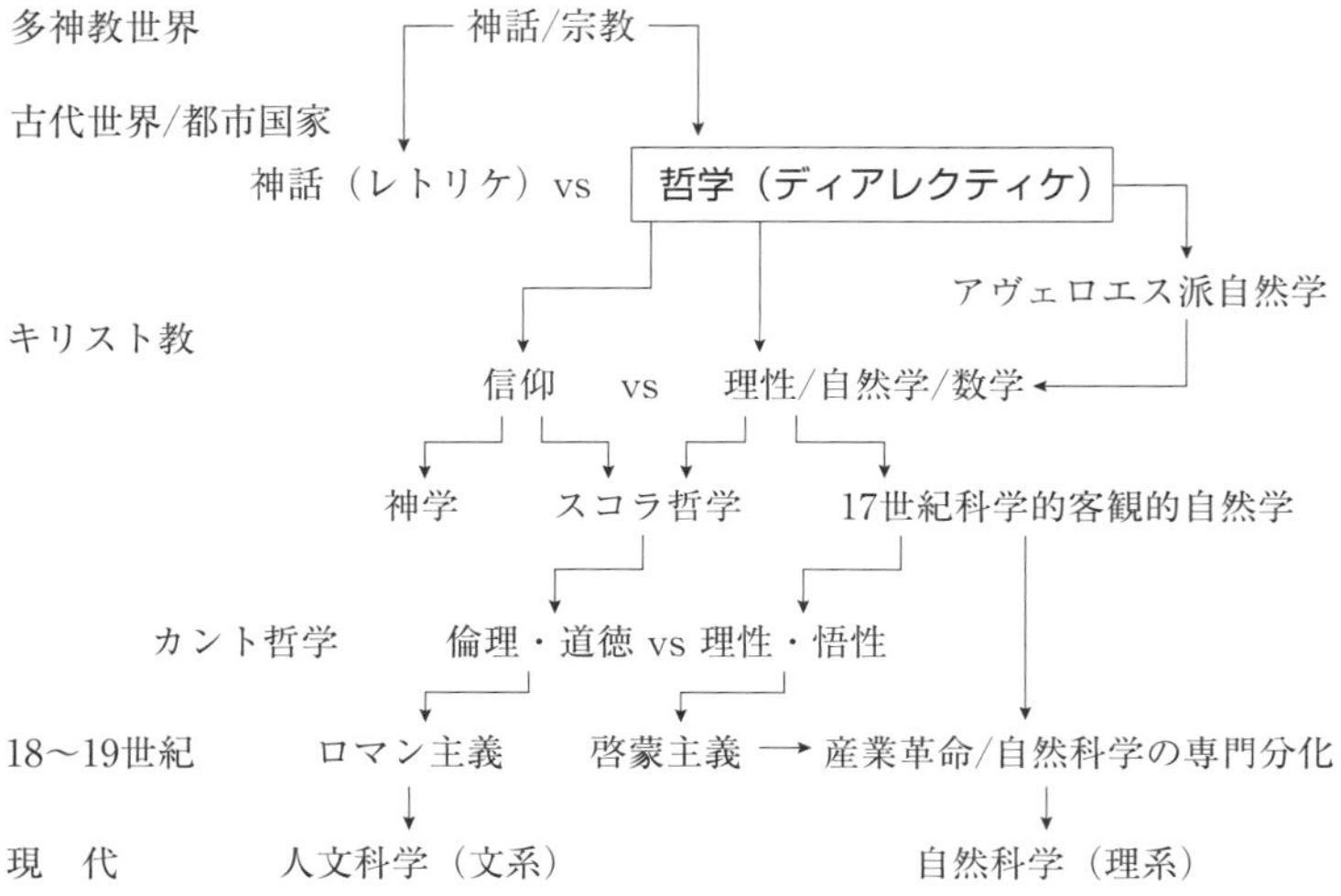

図 38　ヨーロッパ哲学の潮流

すなわち、神という目には見えない神秘的存在を自明の前提とする宗教的な思考が一方にあり、他方に天体の動きや人間をはじめとする生物の生き死になどの自然現象をより客観的に観察し、そこに事実としての法則性や因果関係などを見出そうとする思考がある。前者はのちに古代ギリシアにおいてレトリケとして神話を取り扱い、のちに実態のないものの表現方法を磨く修辞学《レトリック》へと発展する。後者は同じくソクラテスの問答のように、ディアレクティケとして対話と議論を通じて物事の本質を極めようとする哲学、とりわけ弁証法哲学へと至る。もちろん、この哲学のその後の流れを見ても、たとえば中世スコラ哲学vs自然哲学のように、そこでは信仰vs理性の対立構造が長く受け継がれて行くことになる。そして、宗教や信仰の問題を扱う思潮から人間の心の問題、神秘的問題、死や無の問題など、広く内的な世界を中心とする諸問題に関心を向ける流れと、人間を取り囲む自然を中心に研究しようとする自然哲学的流れとに分岐してゆく。その後、前者からはロマン主義的思潮が、後者からはそれに対抗する啓蒙主義的思潮が生まれる。この両者こそ、心理学的精神医学（心因論、心理主義）vs生物学的精神医学（器質因論、身体主義）の変わらぬ背景をなす【図38】。

こうした思想史の流れは、精神医学史の流れのより深い層に絶えず伏在して流れる大きな潮流であって、古代より長く続いているのであるから、精神医学の歴史を俯瞰してみると不易に相当するものと思われる。いつの時代でも変わらず、そこに通底する歴史の傾向は、おそらく人間の作る歴史の本質つまりは不易なのであろう。注意すべきは、これら二大潮流が各時代によって一方が前景化すれば他方は背景に退くなどと変化するものの、両者はつねに消えることなく並行して存在し続けている点である。

これに対して、精神医学の歴史には、繰り返し似たような病態が出現したり、臨床家の前に頻回に現れる病像が時代とともに変遷したりする。そうなれば、精神医学界での話題もまた変化してゆく。たとえば、20世紀に入って精神医学の多くの研究が統合失調症に向けられるようになった。同時に精神分析の登場とともに神経症がさかんに議論の対象となる。しかし、第二次大戦後は両者の鑑別も次第に不透明となり、いわゆる（両者の）境界例からパーソナリティ障害へと関心の中心が移動する。さらにアメリカ精神医学におけるＰＴＳＤ概念の登場以降は、多重人格の問題も加わってパーソナリティ障害の病態と治療が精神医学臨床の重要課題にすらなった。その後、いわゆる非定型うつ病の登場でうつ病論が活発となる（もっとも、これには世界の大手製薬企業による新規抗うつ剤の開発競争も関

疾病（流行）	歴史背景	年　代
ヒステリー	産業革命、精神病院開設ラッシュ	19世紀後半
戦争神経症	第一次世界大戦	1914-30頃
統合失調症（分裂病）	向精神薬革命	1950-80頃
うつ病（単極性）	三環抗うつ剤、高度成長期	1960-80頃
PTSD	ベトナム戦争、阪神淡路大震災	1980-2000頃
パーソナリティ障害	多重人格小説、情報革命？	1990-2010頃
気分障害	非定型うつ病、新規抗うつ剤	2000-2015頃
発達障害	DSM-5、ADHD 治療薬	2005-

図 39　精神医学における流行病名とその歴史背景

わっていたと考えられるが）。しかし今ではそれも過ぎ去って、もっぱら発達障害に目が向けられる。その背景には、やはり児童精神医学領域を中心としたADHD治療薬の普及など、製薬産業の影がちらつく。[*6]

こうした流行現象がもたらす最も有害な付随事象は、流行する疾病（ないしは症状）に対する過剰診断と過剰投薬である。もちろん、そうした事象を製薬産業が意図的に作り出している可能性は否定できない。しかし、製薬企業だけに流行の責任を求めることはできない。そこには、時代ごとの社会的・文化的要因やマスコミの関与など、多重的な原因や未知の要因もあるだろう。最近では、このような精神医学上の流行に対して、経済用語を用いた「バブル」という表現がなされる。たとえば「発達障害バブル」などである。これは流行が一気に加速してやがて崩壊へとつながる経済上のバブル現象と共通する側面が存在するからであろう。

では、なぜこうした顕著な流行が発生するのであろうか。それに答えるのは生易しいことではない。ここでは、おもに近代精神医学が登場した19世紀以降で、どんな病名が精神科医療上大きく問題視されてきたのかを、その歴史背景を考えながら俯瞰するだけにとどめる【図39】。

俳人芭蕉は、流行が時代を問わずつねに現れることのなかに不易を見た。これを精神医学の歴史に例えるのなら、まさにこうした流行が存在すること自体が不易といえるのかもしれない。

5. 個人の進歩と歴史の進歩への疑問

本書の冒頭でも記したことだが、既成の精神医学史のほとんどは、精神医学が過去にさかのぼるほど原始的かつ魔術的であり、時代が下るほど文明的かつ人道的なものへと変化したことを強調している。過去は野蛮で暗黒であり、現代は科学技術の発達で進歩的で明るく、将来はさらに希望に満ちたものになる、とする。このような単線的な発達史観は、それが精神医学の歴史を辿りなおしたとき、必ずしも事実とはいえないことを指摘してきた。

このような史観は、おそらくヨーロッパ近代中心史観といってもいいであろう。すなわち、産業革命を経た近代化の過程においては科学的発展が目に見えて自覚され、それまでの前近代と比較したときに鮮やかな対照をもって意識されたため、人類の歴史もまた原始的な過去から発展して明るい未来へと直線的に向かっているとの歴史観が勢いを得たのである。

しかし、このような発展史観は、その後20世紀の二度の世界大戦、ホロコースト、原爆被害など、悲惨な出来事を経て、次第に批判の対象とされるようになった。ただ、科学や医学などの分野における歴史だけが、その後も古い発達史観を墨守してきたと思われる。しかしながら、たとえば医学においても手術後の死亡や後遺症、治療薬の副作用や薬害事件、慢性疾患の増加に伴う伝統医学の再評価など、必ずしも近代医学の発展が全面的に喜べるわけではないことが理解されるようになった。本書で取り上げた反精神医学（第九章）にしても、そうした傾向が精神医学の領域へも反映された結果のひとつと見做すこともできるだろう。もちろん、反精神医学の史的起源はさまざまであるが、その批判の向かう矛先のひとつは、明らかに薬物精神医学とそれを支える製薬産業である。

少なくともわれわれは、気候変動が地球規模で顕在化しつつある今日、科学技術の発達一辺倒の歴史観に対して反省と批判をもつべきであろう。精神医学の歴史もまた、今日の薬物療法の多様化や脳科学の進歩だけに目を奪われることなく、人間精神に外部から医学的な力を加えた結果どのようなことが起きてきたのかに対しても目を向け続ける必要がある。それは決して反精神医学の見方だけを踏襲するものにはとどまらない。いや、見方によっては精神医学という学問分野をより根本的・遡及的に見直すことにつながるかもしれない。その際、精神医学の歴史にとどまらず、人間の歴史そのものに対して、われわれは次のような疑問に突き当たらざるを得ない。

すなわち、人間は果たしてときの経過とともに進歩してきたのだろうか？　という疑問である。同じことは個人に対してもいえるだろう。たとえば、私という人間は、生まれてこの方、ときを経るにしたがって、果たしてどれだけ進歩したのだろうか？　と。年齢を重ねた割には、さほど進歩したという自覚はもてないようにも思われる。その姿は、あたかも歴史のなかで愚かしい戦争を繰り返してきた人間の姿に重なっているようにすら見える。

【注】

＊1　ホロコーストの存否をめぐるアーヴィングとの裁判（2000-01）の記録はデボラ・リップシュタット、山本やよい訳（2017）『否定と肯定』ハーパーコリンズ・ジャパンを参照。

＊2　フォン・バイヤー、大橋正和・迎豊訳（1994）『妄想の現象学』金剛出版

＊3　Cornelissen, Ch., Klinkhammer, L., Schwentker, W. hrg. (2003). *Erinnerungskulturen*. Fischer.

＊4　「歴史の父」と称される古代ギリシアの歴史家ヘロドトスは、歴史を語り記述する最大の理由を「過去の事績の数々が時の移ろいとともに忘れ去られてしまうのを恐れ」たことにある、としている。ヘロドトス、松平千秋訳（1971）『歴史（上）』、岩波文庫。

＊5　芭蕉の俳諧論を集成した向井去来の著書『去来抄』（南信一［1975］『総釈去来の俳論』風間書房）を参照。

＊6　米田倫泰（2018）『発達障害バブルの真相』萬書房

あとがき《エピログス》

本書は厳密な意味での、精神医学の通史ではない。取り上げた時代的範囲は、主に近現代の精神医学史であり、地理的にも欧米と日本にほぼ限定した内容となっている（近現代という歴史区分は狭義には19世紀および20世紀が中心になると思われるが、本書ではいわゆる近世に当たる17～18世紀の流れも記述範囲に含めた。また、21世紀以降の出来事についても重要と思われる点には言及した）。しかも歴史に現れる大きなトピックスや精神医学の視点を軸として、その流れを記述し、さらにその背後にある思想史的な潮流を含めて解説したものである。その点では、これまでにはあまりなかった新しい精神医学の歴史書であるともいえるかもしれない。

もうひとつ、本書で新しく試みたことは、これまでほとんどの精神医学史に関する文献が、文字だけの硬く無味乾燥な表や、ときにわかりにくい図表（あるいは間違った写真）などを掲げていたことに対して、図表にあえて視覚媒体としての人物写真や絵画資料などを挿入して本文の理解を助けようとしたことである。このような図表の作製形式は新聞などの一般的マスコミ紙面でも見られるが、そこでは当然ながら正確さよりも視覚的理解度に重きが置かれる。本書の図表についても、生硬な厳密さより理解度への配慮を優先したため、部分的に誤解を招くような結果が生まれる恐れがあるかもしれない。また、写真や絵画はおもにインターネットのドイツ語版のサイトから入手している。その内容には正確を期したつもりだが、最終的な責任はすべて著者にあることはいうまでもない。しかし、将来はこうした試みが広がり、それによって歴史がより身近なものとなり幅広い興味を喚起することになれば、著者にとっては望外の喜びである。

とはいえ、こうした記述様式のゆえに、通史では触れられている事項も一部は抜け落ちているかもしれない。たとえば、第三章で記述した生物学的精神医学の現代における発達過程のうちの画像診断に関わる部分、第四章の心理学的精神医学のうち戦後における表現精神病理学、芸術療法、病蹟学などの歴史、それに児童・思春期精神医学の発達史などである。その反面、これまでのほとんどの通史では抜け落ちていたと思われる優生学の歴史、ナチ「安楽死」、ホロコースト、ニュルンベルク医師裁判など、いってみればダークな精神医学史上の出来事が不十分ながら織り込まれてもいる。

もともと精神医学というものは欧米スタンダードの学問であり、欧米以外の地球上の地域で生まれ育ったものではない。たとえば、欧米と同じく古代医学が生まれた中国では、漢方医学に解剖学が生まれなかったせいもあるが、精神の病を脳という特定の臓器の病とする観念はついに生まれ育つことがなく、したがって近代精神医学も生まれようがなかった。日本もほぼ同様である。日本や中国では欧米からの近代科学が移入され、そこに医学も精神医学も含まれていたということである。そして移入後は日本人なり中国人なり、非欧米の研究者が近代精神医学にも一定の寄与をなし、欧米以外の国々でも精神病院施設が成立したということである。同じことはアジア以外の非欧米地域でもほぼ当てはまる。

この精神医学の成立した欧米、なかんずくヨーロッパでは、本書で取り上げた近現代という期間だけを見ても、そこには各世紀ごとに大きな革命や思想的変革が起こっていた。16世紀の宗教改革、17世紀の名誉革命、18世紀のフランス革命、19世紀の市民革命、そして20世紀のナチ革命などである。これらの大変革に伴って精神医学史自体も大きく影響を受けた。それが具体的にどんなものであったのかは、本書を通読していただければ自ずとわかるであろう。

すでに本書の初めに記したとおり、精神医学の歴史はいまだ十分に解明されたとはいえず、その史観、記述範囲、記述方法などに何らのコンセンサスもない。将来、これを構築してゆくためには、新たな史料の発見と分析、既存の歴史の検証や再評価、一定の批判精神をもった史観の形成など、課題は山積しているといってよい。そのうえで、歴史を新しく記述してゆくことが欠かせない。

しかし、そうはいっても、歴史に新たな記述を加えることは決して簡単な作業ではない。わずか、たった一行を書き加えるために何年もの歳月を要することすらある。「グロテスク」というたったひとつの言葉の語源調査に10年もの歳月がかかったという事例もある。ちなみに、この調査を行った西洋美術史研究者の荒木なつみ氏によれば、その発端は紀元前7世紀のエトルリア文明の大地母神像に描かれた「蔓草へ変身する女神・男神の形象」だったという（DAAD友の会：ECHO32，2016）。

このような壮大な例を持ち出すまでもないが、本書においても何箇所かの短い記述を確定させるために多くの時間をさいた。また、記述の内容については、記述の時点での正確を期したが、のちに誤りが判明して訂正を余儀なくされるのは歴史記述の宿命のようなものだと思う。その意味で、本書も、精神医学の歴史も、将来にわたって修正され書き換えられてゆくものと考える。併せて、この領域の将来における研究の進展を期待したい。

本書の成立までには、文中でも多く引用した『精神病院の起源』（1998）以来の関連拙著の数々と、それに伴う精神医学史研究の長い道程がある。思えば、当時はなお、精神病院史に関する成書はほとんどなく、ことに日本人の手になる成書は皆無ともいえる状況にあった。精神医学史は肝心の精神病院の歴史という土台を欠いたまま、ただ教壇的精神医学の権威を高めるだけの目的で書かれた、いわば欠陥商品のようなものであったといえるだろう。欧米の精神医学史に関する書物の翻訳は出ていたが、それらも精神医学の歴史を、過去から現在に至るまで単なる進歩の歴史ととらえる直線的な発達史観に基づくものがほとんどであった。それゆえ、そこにナチズム期の精神障害者大量殺人の歴史などが書かれるはずもなく、ただ一言の言及があるという程度のお粗末なものであった。逆にいえば、そのような状況であったからこそ、それに対する批判を展開する余地があったとも思われる。前著『精神医学の歴史』（2005）もそうした観点から書いたものであったが、こちらは精神医学の通史の形をとっている。しかし、上述のとおり思想史的な流れにまでは踏み込んでいない。それはひとえに執筆当時の著者にとって、歴史を十分に読み解くだけの力量が不足していたことによる。

早いもので、それからすでに15年余りが経過してしまった。今般、登場した本書は、近現代精神医学の歴史に記述範囲を限定はしたが、その点では多少の進歩を示していると考える。しかしながら、前著と一貫して変わらないことは、本書もまた、これまでの精神医学史に対する基本的な批判の延長上に位置するものといえる点だろう。

最後になったが、ナチズム期の精神医学に関する歴史研究にはじまった著者の精神医学史研究を、これまでに支えてくれた多数の方々に対し心からの感謝を捧げ、また、本書の執筆を企画され細かな点まで助言をいただいた誠信書房の編集部の方々にも厚くお礼を申し上げたい。なお、本書カバー画に作品の掲載を許諾された京都の画家・生駒泰充氏にも感謝する。

2020年7月30日

京都洛中の寓居にて

小俣和一郎

参考図書

本書の文中で引用した個々の文献は、すべて各章ごとの脚注に記したが、ここでは本書の全体にわたって参考とした図書（一部、脚注に記載したものを含む）を、おもに日本語で読めるものに限って挙げておく（著者および編者名のアイウエオ順）。

市野川容孝（2000）「ドイツ――優生学はナチズムか？」米本昌平・松原洋子・ぬで島次郎ほか著『優生学と人間社会』所収、講談社現代新書

大泉溥編（2003）『日本心理学者事典』クレス出版

小俣和一郎（1997）『精神医学とナチズム』講談社現代新書

小俣和一郎（1998）『精神病院の起源』太田出版

小俣和一郎（2000）『精神病院の起源・近代篇』太田出版

小俣和一郎（2002）『近代精神医学の成立』人文書院

小俣和一郎（2005）『精神医学の歴史』第三文明レグルス文庫

小俣和一郎（2010）『異常とは何か』講談社現代新書

小俣和一郎（2013）『精神医学史人名辞典』論創社

呉秀三（1911／2003）『我邦ニ於ケル精神病ニ関スル最近ノ施設』（精神医学古典叢書新装版）、創造出版

實川幹朗（2004）『思想史のなかの臨床心理学』講談社選書メチエ

中谷陽二（2013）『刑事司法と精神医学』弘文堂
中山浩司（2011）『医師と回転器』昭和堂
西丸四方（1989）『精神医学の古典を読む』みすず書房
野田又夫（1974）『西洋近世の思想家たち』岩波書店
野田又夫（1974）『哲学の三つの伝統』筑摩書房
松下正明・中谷陽二・加藤敏・大野裕・神庭重信編（2003）『精神医学文献事典』弘文堂
アッカークネヒト・EH、石川清・宇野昌人訳（1976）『精神医学小史　第二版』医学書院
エレンベルガー・H、木村敏・中井久夫監訳（1980）『無意識の発見』弘文堂
グリージンガー・W、小俣和一郎・市野川容孝訳（2008）『精神病の病理と治療』東京大学出版会
クレー・E、松下正明監訳（1999）『第三帝国と「安楽死」』批評社
クレペリン・E、岡不二太郎・山鼻康弘訳（1977）『精神医学百年史』金剛出版
ショーター・E、木村定訳（1999）『精神医学の歴史』青土社
ジルボーグ・G、神谷美恵子訳（1958）『医学的心理学史』みすず書房
バリュク・A、中田修監修・影山任佐訳（1982）『フランス精神医学の流れ』東京大学出版会
バウマー・FL、鳥越輝昭訳（1992）『近現代ヨーロッパの思想』大修館
フーコー・M、内藤陽哉訳（1969）『狂気と文化』合同出版
マクヘンリー・LC、豊倉康夫監訳（1977）『神経学の歴史』医学書院
『哲学事典』（1971）平凡社

人名索引

本文および図表中に登場した主要な人名のみ。姓のみの人名および脚注引用のみの人名は含まず。

ア行

アイティンゴン，マックス Eitingon, Max（1881-1943） 95
アイヒマン，アドルフ Eichmann, Adolf（1906-62） 202, 208, 209, 230
アスペルガー，ハンス Asperger, Hans（1906-80） 95, 112, 231
アドラー，アルフレート Adler, Alfred（1870-1937） 95
アドルノ，テオドール Adorno, Theodor, Wiesengrund（1903-69） 108, 230
アブラハム，カール Abraham, Karl（1877-1925） 95
アルツハイマー，アロイス Alzheimer, Alois（1864-1915） 75
アレキサンダー，フランツ Alexander, Franz（1891-1964） 92
イェフーダ，レイチェル Yehuda, Rachel（1959-） 176, 228
石田 昇 Ishida Noboru（1875-1940） 143-145, 232
石丸周吾 Ishimaru Shugo（1799-1868） 136
ヴァイツゼッカー，ヴィクトア・フォン Weizsäcker, Viktor von（1886-1957） 109, 162, 163, 168, 231
ヴァイツゼッカー，リヒャルト・フォン Weizsäcker, Richard von（1920-2015） 229
ヴァグナー＝ヤウレッグ Wagner-Jauregg, Julius, Ritter von（1857-1940） 63, 64, 142,
ウィリス，フランシス Willis, Francis（1718-1807） 88, 89
ヴィルマンス，カール Wilmanns, Karl（1873-1945） 109
ウェクスラー，デイヴィット Wechsler, David（1896-1981） 100, 101, 231
ヴェルニッケ，カール Wernicke, Carl（1848-1905） 48-50, 97, 234,
内村祐之 Uchimura Yushi（1897-1980） 144, 145, 148, 231, 232
エイ，アンリ Ey, Henri（1900-77） 54
エミングハウス，ヘルマン Emminghaus, Hermann（1845-1904） 96, 234
エランベルジェ，アンリ Ellenbeger, Henri（1905-1993） 5, 10, 86
エリクソン，エリック Erikson, Erik（1902-94） 95

カ行

カールバウム，カール Kahlbaum, Karl, Ludwig（1828-99） 56-58, 60, 234
カーンバーグ，オットー Kernberg, Otto, Friedemann（1928-） 94
神戸文哉 Kanbe Bunsai（1848-99） 234
ガウプ，ローベルト Gaupp, Robert（1870-1953） 99
香川修徳 Kagawa Shutoku（1683-1755） 133, 135, 136, 235
カナー，レオ Kanner, Leo（1894-1981） 94, 95, 231
カプグラ，ジャン Capgras, Jean, Marie（1873-1950） 99
カルメーユ，ルイ Calmeil, Louis,

Florentin（1798-1895） 63
カント，イマヌエル Kant, Immanuel（1724-1804） 19, 31-34, 87, 88, 90, 182, 235
キアルージ，ヴィンセンソ Chiarugi, Vincenzo（1759-1820） 36, 37, 235
北里柴三郎 Kitazato Shibasaburo（1852-1931） 150, 233
キャッテル，ジェイムズ Cattel, James, McKeen（1860-1944） 100, 101, 234
クーパー，デヴィッド Cooper, David, Graham（1931-86） 191, 196, 197, 230
クーン，ローランド Kuhn, Roland（1912-2005） 72, 230
クライスト，カール Kleist, Karl（1879-1960） 49, 50, 97
クライン，メラニー Klein, Melanie（1882-1960） 93-95
クラフト＝エビング Krafft-Ebing, Richard von（1840-1902） 141, 142
グリージンガー，ヴィルヘルム Griesinger, Wilhelm（1817-68） iv, 46-50, 52, 60, 65, 140, 141, 181, 235
呉 秀三 Kure Shuzo（1865-1932） vi, 5, 130, 142-145, 233
クレッチュマー，エルンスト Kretschmer, Ernst（1888-1964） 54, 99, 115, 232
クレペリン，エミール Kraepelin, Emil（1856-1926） ii, iii, 3-6, 16, 50-52, 56-61, 97-99, 101, 120, 128, 142, 232-234
クレランボー，ド Clérambault, Gaëtan de（1872-1934） 99
グロートヤーン，アルフレート Grotjahn, Alfred（1869-1931） 117, 118, 128, 232
ケイド，ジョン Cade, John, Frederich（1911-80） 74, 75, 192, 231
ケルナー，ユスティヌス Kerner, Justinus, Andreas（1786-1862） 85, 101, 102
古澤平作 Kosawa Heisaku（1897-1968） 92, 95, 232
コフート，ハインツ Kohut, Heinz（1913-81） 93-95
ゴルトン，フランシス Galton, Francious（1822-1911） 53, 115, 117, 121, 123, 234
コンラート，クラウス Conrad, Klaus（1905-61） 54

サ行

齊藤茂吉 Saito Mokichi（1882-1953） 144
榊 俶 Sakaki Hajime（1857-97） 141, 142, 145, 234
ザーケル，マンフレート Sakel, Manfred, Joshua（1900-57） 66, 67, 232
サス，トーマス Szasz, Thomas, Stephen（1920-2012） 196-198, 230
ジゲリスト，ヘンリー Sigerist, Henry（1891-1957） 3, 35,
ジャクソン，ジョン・ヒューリングス Jackson, John, Hughlings（1835-1911） 49, 53, 234
シャルコー，ジャン・マルタン Charcot, Jean, Martin（1825-93） iv, 50, 86, 90, 91, 177, 178, 234
シュナイダー，カール Schneider, Carl（1891-1946） 125, 160, 161, 163, 168,
シュナイダー，クルト Schneider, Kurt（1887-1967） 98, 99, 232
シュナイダー，フランク Schneider, Frank（1958-） 109, 113, 228
シュルツ＝ヘンケ，ハラルド Schultz-Hencke, Harald（1892-1953） 104, 106
ジョージ三世 George III（1732-1820）

87-89, 235
ジルボーク，グレゴリー Zilboorg, Gregory（1890-1959） 27
スネル，ルードヴィヒ Snell, Ludwig, Daniel（1817-92） 57, 58, 234
ソンディ，リポート Szondi, Lipot（1893-1986） 95, 101, 102

タ行

ダーウィン，チャールズ Darwin, Charles, Robert（1809-82） 52, 53, 108, 114, 115, 117, 123, 235
チェルレッティ，ウーゴ Cerletti, Ugo（1877-1963） 66, 67, 231
土田 献 Tsuchida Susumu（?-?） 135, 136, 235
ディックス，ドロシア Dix, Dorothea, Lynde（1802-87） 138
デカルト，ルネ Descartes, Rene（1596-1650） 28, 29, 236,
テューク，ウィリアム Tuke, William（1732-1822） 36, 37, 235
デューラー，アルブレヒト Dürer, Albrecht（1471-1528） 21, 22, 44, 62, 64, 77, 236
デュルケーム，エミール Durkheim, David, Émile（1858-1917） 108, 181, 182, 233
デルナー，クラウス Dörner, Klaus（1933-） 161, 197, 230
トラウトマン，エドガー Trautman, Edger（1922-97） 175, 188, 230
ドレー，ジャン Delay, Jean（1907-87） 71

ナ行

中村古峡 Nakamura Kokyo（1881-1952） 92, 144, 154, 232
奈良林一徳 Narabayashi Ittoku（1822-1905） 137
ニーチェ，フリードリヒ Nietzsche, Friedrich Wilhelm（1844-1900） 108
野口英世 Noguchi Hideyo（1876-1928） 63, 64, 150, 233

ハ行

ハーラーフォールデン，ユリウス Hallervoorden, Julius（1882-1965） 109, 163
ハイデガー，マルティン Heidegger, Martin（1889-1976） 110
バイヤー，フォン Baeyer, Walter von（1904-87） 209
バイヤルジェ，ジュール Baillarger, Jule, Gabriel（1809-90） 57, 235
ハインロート，ヨハン・クリスチャン Heinroth, Johann, Christian（1773-1843） 88
バザーリア，フランコ Basaglia, Franco（1924-80） 197, 203, 229
パンゼ，フリードリヒ Panse, Friedrich（?-?） 35, 109
ヒトラー，アドルフ Hitler, Adorf（1889-1945） 103, 114, 116, 118, 125, 128, 148, 156, 158, 161, 173, 231, 232
ビネー，アルフレッド Binet, Alfred（1857-1911） 100, 101, 233
ピネル，フィリップ Pinel, Phillipe（1745-1826） 34-38, 47, 52, 54, 55, 59, 60, 62, 89, 235
ファルレ，ジャン・ピエール Falret, Jean, Pierre（1794-1870） 57, 235
フィッシャー，オイゲン Fischer, Eugen（1874-1967） 116-118, 232
フィリップ・デア・グロースミューティゲ（フィリップ寛大王）Philipp der Gromütige（1504-67） 25-27
フーコー，ミシェル Foucault, Michel

(1926-84)　17, 39, 195-197, 201, 230
フェーデルン，パウル Federn, Paul (1871-1950)　93, 94,
フェレンツィ，シャンドール Ferenczi, Sándor (1873-1933)　93, 95
フォレル，アウグスト Forel, August, Henri (1848-1931)　53, 116, 117, 121, 146, 233
プラトン Platon (BC427?-347)　21, 83
フランクル，ヴィクトア Frankl, Viktor, Emil (1905-97)　95, 173, 231
ブリル，アブラハム Brill, Abraham, Arden (1874-1948)　93
プリンツホルン，ハンス Prinzhorn, Hans (1886-1933)　125, 232
ブレイド，ジョン Braid, John (1795-1860)　86
プレッツ，アルフレート Ploetz, Alfred (1860-1940)　116, 117, 121, 128, 233
ブロイアー，ヨゼフ Breuer, Joseph (1842-1925)　90, 91, 112, 178, 233
フロイト，アンナ Freud, Anna (1895-1982)　95
フロイト，ジグムント Freud, Sigmund (1856-1939)　iii-v, 50, 54, 86, 90-95, 97, 103-108, 112, 178, 181, 182, 187, 200, 201, 231-234
ブロイラー，オイゲン Bleuler, Eugen (1857-1939)　15, 51, 58, 61, 92, 96-98, 233
フロム，エーリヒ Fromm, Erich (1900-80)　93-95
ベイル，アントワーヌ Bayle, Antoine, Laurent (1799-1858)　62-64, 235
ヘッカー，エーヴァルト Hecker, Ewald (1843-1909)　56-58, 234
ベルガー，ハンス Berger, Hans (1873-1941)　53, 232
ベルツ，エルヴィン Baelz, Erwin von (1849-1913)　140, 146, 234
ベルネーム，イポリート Bernheim, Hippolyte, Marie (1840-1919)　86
ベンサム，ジェレミー Bentham, Jeremy (1748-1832)　30
ホール，スタンリー Hall, Stanley (1846-1924)　93
ホッヘ，アルフレート・エーリヒ Hoche, Alfred Erich (1864-1943)　15, 61, 162, 163, 168, 232
ボンヘーファー，カール Bonhoeffer, Karl (1868-1948)　50

マ行

マイヤー，アドルフ Meyer, Adolf (1866-1950)　93, 154
マウツ，フリードリヒ Mauz, Robert Friedrich (1900-79)　109, 167, 168,
丸井清泰 Marui Kiyoyasu (1886-1953)　145
マルクス，カール Marx, Karl Heinrich (1818-83)　108
ミッチャーリヒ，アレキサンダー Mitscherlich, Alexander (1908-82)　193, 194, 197, 231
メスペルブルン，ユリウス・エヒター・フォン Mespelbrunn, Julius, Echter von (1545-1617)　25-27
メスメル，フランツ・アントン Mesmer, Frant, Anton (1734-1815)　28, 83, 84, 85, 86, 89, 111, 236
メドゥナ，ラディスラス＝ヨゼフ・フォン Meduna, Ladislas-Joseph von (1896-1964)　66, 67, 232
メビウス，パウル Möbius, Paul, Julius (1853-1907)　iii, 4, 51, 52, 120, 124, 128, 233
モニス，エガス Monis, Egaz (1875-1955)　66, 67, 231

森田正馬 Morita Masatake（1874-1938） 95, 143, 145, 154
モレル，ベネディクト＝オギュスタン Morel, Bénédict-Augustin（1809-73） 4, 51, 52, 61, 114, 124, 128, 235

ヤ・ラ・ワ行

ヤスパース，カール Jaspers, Karl, Theodor（1883-1969） 50, 97-99, 109, 233
ヤンセン，ポール Janssen, Paul, Adriaan（1926-2003） 72, 74, 229
ユング，カール・グスタフ Jung, Carl, Gustav（1785-1961） iv, 92, 93, 95, 97, 200
吉益脩夫 Yoshimasu Shufu（1899-1974） 147, 148
ヨーゼフ二世 Joseph II（1741-90） 29
ライル，ヨハン・クリスチャン Reil, Johann, Christian（1759-1813） 88, 235
ラウヴォルフ，レオンハルト Rauwolff, Leonhart（1535?-96） 70, 236
ラッシュ，ベンジャミン Rush, Benjamin（1745-1813） 88, 89, 216
ラボリ，アンリ Laborit, Henri（1914-95） 71
ランガーマン，ヨハン Langermann, Johann, Gottfried（1768-1832） 79
ランク，オットー Rank, Otto（1884-1939） 95
リエボー，オギュスト Liébault, Auguste（1823-1904） 86, 90
リネハン，マーシャ Linehan, Marsha（1943-） 201
リフトン，ロバート Lifton, Robert, Jay（1926-） 175, 230
リュディン，エルンスト Rüdin, Ernst（1874-1952） 5, 114, 116, 117, 120, 121, 128
レイン，ロナルド Laing, Ronald, David（1927-89） 196, 197, 199, 230
ローゼンハン，デヴィッド Rosenhan, David（1929-2012） 197, 199, 204, 230
ロールシャッハ，ヘルマン Rorschach, Hermann（1884-1922） 85, 101, 102, 232
ロジャーズ，カール Rogers, Carl（1902-87） 95
ロンブローゾ，チェーザレ Lombroso, Cesare（1835-1909） 52, 114, 115, 181, 182, 234
ワイヤー，ヨハン Weyer, Johann（1515?-88） 26-28, 41, 157, 236

事項索引

あ行

アーユルヴェーダ　9
悪魔憑き　9, 22, 27
アスペルガー症候群　95, 112
アメンチア　33
アルコール依存症　51, 181
アルコール幻覚症　132
アロパシー　65-67
「安楽死」作戦　42, 53, 157-164, 167
生き残りの罪悪感　175
石川島人足寄場　132
石丸癲狂院　136
一般施療院　25-27, 34, 41, 42, 236
イデア論　83
遺伝子操作　127
遺伝病子孫予防法　5, 120, 148, 232
イミプラミン　72, 74, 184, 230
イム　148
インサニア　33
インシュリン・ショック療法　66, 67
ヴェサニア　33
宇都宮病院事件　185, 229
うつ病　20, 21, 57, 73, 76, 78, 174, 175, 182, 183, 186, 190, 215, 216
横隔膜　21, 47
狼憑き（リュカントロピー）　22

か行

外因反応型　50
外傷神経症　177
回転椅子　67, 88
回転ベッド　88, 89
カタルシス　178, 187
価値なき生命　109, 162, 168, 232
カルジアゾールけいれん療法　66, 67
過労自殺　183, 186, 189, 228
感覚性言語中枢　48
患者団体　196
きちがひ　137
狐憑き　136
気分障害　iii, 33, 76, 78, 182, 183, 186, 190, 216
境界例　94
狂人塔　30, 31, 41, 45, 235
強制椅子　88, 89
京都癲狂院　138, 139
局在論的構造論　49
緊張病　56-58, 234
鎖からの解放　31, 34-38, 40-42, 82, 201, 210, 235
クナウアー事件　158, 161
グルナウ　25, 26
クレクソグラフィー　85, 101, 102
クロルプロマジン　71, 72, 74
形而上学　83
啓蒙思想　19-23, 26-29, 82, 201, 213
啓蒙主義　iii, 19-23, 28, 29, 31, 40-42, 52, 82, 83, 87-89, 103, 107, 125, 201, 214, 215
啓蒙専制君主　29-31
ケネディ教書　198
幻覚剤　70
抗酒剤　75
向精神薬　14, 15, 70, 71, 73-76, 78, 126, 184, 185, 187, 212, 216, 236
拘束衣　88
抗不安薬　72
国民優生法　147, 149, 231
悟性　19, 32, 34, 87
小伝馬町牢屋敷　132
小松川狂病治療所　137

さ行

サイエントロジー　196, 198
催眠　80, 86, 91
催眠暗示　50, 86, 90, 177
相模原事件　167
サマリタンズ　181
サルペトリエール　34-36, 50, 86, 91, 142, 177
ジアゼパム　72, 185
私宅監置　133, 139, 148, 184
実存うつ病　174
疾患単位説　16, 61, 98
シャーマン　69, 79-82, 111
社会ダーウィニズム　53, 123
ジャクソニズム　49, 52, 54
ジャクソン発作　53
シャリテ　141, 142
修道院医学　70
自由連想法　90, 91
需要誘導　76
循環性精神病　57, 235
症候群学説　15, 16, 60, 61
症状精神病　21
植民地精神医学　59
食糧制限　153
自律訓練法　104, 232
人格検査法　100-102
進化論　51, 52, 114, 123
心気圧塞説　135
心気症　33
神経性食思不振症　135
進行麻痺　62-65, 235
人種衛生学　53, 115-118, 232, 233
心身医学　93, 144
神聖病　46
人体実験　14, 126-128, 149-151, 155, 163, 164, 191, 192, 194, 231
人物誤認症候群　99
戦場恐怖症　172
精神医学の濫用　13, 68
精神衛生法　154, 170, 184, 185, 229, 230
精神病者監護法　133, 139, 184, 233
精神病院法　139, 232, 235
精神分裂病　16, 51, 58, 61, 66, 72, 96, 186, 233
精神分裂病群　58, 61, 233
精神保健法　185, 228, 229
精神保健福祉法　185, 228
生来犯罪者説　52, 115
戦争神経症　172, 173, 177, 216
躁うつ病　iii, 57, 59-61, 75, 98, 99, 120, 135, 192
早発痴呆　50, 51, 57-61, 98, 120, 235
早期幼児自閉症　94, 231
躁病　51, 55, 57, 79
相馬事件　138, 139, 233, 234

た行

第一次精神医学革命　27, 41, 42, 157
第二世代効果　176
大脳局在論　49, 97
退廃芸術　124-126
退廃芸術展　124, 125, 231
単一精神病論　56, 57, 59, 62
断酒補助剤　75
知能検査法　100, 101
知能指数　100
痴呆　37, 55, 56, 63
治療院　31, 42
ディアレクティケ　23, 214
デメンチア　33
デメンツ　56
癲癇狂　136
電気ショック療法（EST）　12, 68, 231
癲狂　9, 18, 131, 132, 136, 154
ドイツ観念論哲学　31
都立松沢病院　153
東京都立松沢病院　133, 138, 139, 232

東京府癲狂院　133, 138, 139, 234
統合失調症　iii, 16, 34, 51, 54, 58, 94, 136, 186, 190, 196, 204, 215, 216, 228
動物再生儀式　80
動物磁気説　83, 84, 111
トラウマ　108, 175, 177-180, 187, 230

な行

内因　iii, 4, 52, 57, 120, 128, 233
内因精神病　iii, 4, 52, 57, 120
内観療法　96
ナチ断種法　5, 42, 117, 119, 128, 149, 207, 231, 232
731部隊　149-152, 155, 194, 230, 231
二重型精神病　57, 235
日本民族衛生学会　147, 148, 232
ニュルンベルク医師裁判　14, 126, 155, 158, 161, 162, 165, 168, 191-195, 231
ニュルンベルク・コード　14, 163, 165, 191, 192, 231
認知症　75, 78
根こぎうつ病　174
脳器質性精神病　21
脳死臓器移植法　166, 228
脳神話　97

は行

パーソナリティ障害　16, 33, 94, 179, 186, 190, 200, 215, 216
賠償神経症　177
ハイナ　25, 26
破瓜病　56-58, 234
発熱のない妄語　33, 34
パニック障害　172, 186
パノプティコーン　30
パラノイア　57, 234
ハロペリドール　72-74, 185, 230
比較文化精神医学　59
引きこもり　179, 188
ヒステリー　iv, 16, 50, 54, 57, 80, 86, 91, 92, 174, 177, 178, 216, 233, 234
ビセートル　34-38
非定型うつ病　186, 190, 215, 216
非人溜　132
ヒポクラテスの誓い　163
病型　60
敏感関係妄想　99
フランス革命　19, 31, 34, 35, 41, 42, 82, 103, 132, 201, 235
府立巣鴨病院　138, 141
フレニティス　21
ベロンム保養院　38, 235
変質　4, 51, 52, 114, 115, 120, 124-126, 128, 145
変質学説　51, 52, 114, 115, 128
ホーフハイム　25, 26
ホメオパシー　65-67, 77, 111
ホロコースト　42, 53, 107, 122, 160, 171, 173, 175, 176, 208, 209, 217, 219, 231
ホロコースト後遺症　173-176, 210

ま行

マインドフルネス　200
魔女狩り　24, 26, 27, 41, 156, 157
マニアー　21, 22, 79, 81, 82
マニー　55-57
マラリア療法　63, 65
民族衛生学　53, 100, 115, 120, 121
民俗心理学　59
メランコリー　20-22, 33, 44, 55-57, 81, 181, 182, 230, 236
メランコリー型性格　175, 190
メルクスハウゼン　25, 26
メンタルクリニック　179, 185, 188
妄想性障害　9, 33, 34
妄想型パーソナリティ障害　34
モノアミン仮説　72

物狂い　137
モラル・トリートメント　89, 90, 111
モラル・マネージメント　88, 89, 111
森田療法　95, 143, 154

や・ら・わ行

唯心論　iii, 23
唯物論　iii, 20, 23
優生学　vi, 53, 114, 117-124, 126, 129, 145-149, 206, 234
優生思想　61, 100, 119, 122-124, 146, 147, 162
優生政策　vi, 53, 119-129, 147
優生保護法　vi, 121, 149, 228, 231
ユリウス病院　25, 26, 42, 236
ヨーク・リトリート　36, 235
預言者　21, 69, 70, 79, 82
癩予防法　149, 233
ラベリング理論　199
乱心者　133
リチウム　74, 75
レーベンスボルン協会　119-122, 231
レセルピン　70, 71
レトリケ　23, 44, 214
恋愛妄想　99
連邦補償法　174, 175, 187, 230
ロボトミー手術　66, 67, 184, 231
ロマン主義　iii, v, 23, 28, 42, 44, 82-89, 103, 107, 110, 125, 213-215

A ～ Z

DSM　15, 57, 95, 99, 102, 178, 186, 188, 216, 228-230
DSS（ドパミンシステムスタビライザー）74
ICD　15, 57, 102, 188, 228, 229, 231
MARTA（抗精神病薬）74
NaSSA（ノルアドレナリン・セロトニン作動性抗うつ剤）73
PTSD　16, 175-180, 186, 208, 215, 216, 228, 229
SDA（抗精神病薬）73
SNRI　73, 185, 186, 229
SSRI　73, 183, 185, 186, 228, 229

近現代精神医学史総年表（1500-2020）

本年表の精神医学史関連事項はおもに本書で記述した内容に沿った出来事に限った。詳細は本文を参照。

略号　米：アメリカ、仏：フランス、独：ドイツ

西暦	精神医学史関連事項	医学史関連事項（日本、世界）	世界史一般事項
1500			
1511		日本最初の梅毒	
1514	デューラー『メレンコリアI』		
1517			宗教改革（ルター）
1527	マールブルク大学（ヘッセン）		
1530		フラカストロ「シフィリス」（梅毒の伝染病接触説）	パリに大学（コレージュ・ド・フランス）
1535頃	一般施療院（ヘッセン）		
1548	ロリチウス「向精神薬」		
1579	ユリウス病院（ヴュルツブルク）		
1563	ワイヤー『悪魔の幻想について』		
1582	ラウヴォルフ『オリエントへの旅』		オランダ独立宣言（1581）
1599	浄見寺で精神病の漢方療法（大阪）		
1600			関ヶ原の戦い
1621	バートン『メランコリーの解剖』		
1637	デカルト『方法序説』／Sym 自殺予防論		この頃、鎖国の完成（日本）
1667	ウィリス『脳の病理学』		
1688			名誉革命（イギリス）
1700			プロイセン王国成立
1722		小石川療養所（江戸）	この頃、享保の改革（徳川吉宗）
1746	聖パトリック病院開院（ダブリン、スウィフトの遺言による）		
1751	聖ルカ病院開院（ロンドン、ジョン・モンローによる私立精神病院）		
1768	メスメルがウイーンで開業		

西暦	精神医学史関連事項	医学史関連事項	世界史一般事項
1784	ウイーンの狂人塔開院（ヨゼフ二世）		この頃、天明の飢饉
1785	ベロンム保養院開院（パリ）		
1786	キアルージ、フィレンツェで「鎖からの解放」		
1787	ヨリーによる「鎖の解放」（ジュネーブ）		寛政の改革（松平定信）
1788	ジョージ三世の発狂		
1789	トレドに「狂人の家」(1790)		フランス革命勃発
1796	ヨーク・リトリートの開院（テューク）		
1798	カント『実践的観点から見た人間学』	ジェンナー、種痘実験を公表	
1800			
1801	ピネル『精神病に関する医学・心理学総論』	ビシャ『生と死の生理学的研究』	
1803	ライル「精神医学」という言葉を造語		
1807	香川『一本堂行余医言』		
1819	土田『癲癇狂経験篇』		
1820	ジョルジュ『狂気について』		
1822	ベイル「慢性脳膜炎」（進行麻痺脳の解剖）		ギリシア独立宣言
1838	エスキロール『精神病について』、精神病院法（仏）		世界初のカメラ（仏、1839）
1843	マクノートン事件（グラスゴー）		
1845	グリージンガー『精神病の病理と治療』		
1851	ファルレ「循環性精神病」／ショーペンハウアー「自殺論」		
1852	モレル「早発痴呆」		フランス第二帝政
1854	バイヤルジェ「二重型精神病」		クリミア戦争
1857	モレル『人類の身体、知性、精神的変質』／ビンスヴァンガーの私立サナトリウム（スイス）	オランダ海軍医ポンペが長崎に来航	
1859	ダーウィン『種の起源』／ロンドン国立神経病院開院		安政の大獄
1861	ブローカ「運動性言語中枢」	長崎に洋式病院（ポンペ）	イタリア王国の成立／南北戦争（米）

西暦	精神医学史関連事項	医学史関連事項	世界史一般事項
1863			世界最初の地下鉄（ロンドン）
1865	スネル『パラノイア』	ベンゼン環の発見（ケクレ）	
1868			明治維新
1869	アポモルヒネ合成／抱水クロラールの登場		スエズ運河開通
1871	ヘッカー『破瓜病』／ジャクソンが専門雑誌『脳』を創刊		ドイツ帝国（第二）成立
1873	ゴルジによる鍍銀染色（伊）	らい病菌の発見（ハンセン）	明治政府による徴兵令（国民皆兵制）
1874	カールバウム『緊張病』／感覚性失語中枢の発見（ヴェルニッケ）／アノレキシア・ネルヴォーザ（ガル）		世界初のタイプライター（米）
1875	日本最初の洋式精神病院（京都）		
1876	最初の精神医学書の翻訳『精神病約説』（神戸文哉）／ロンブローゾ「間接自殺」／ベルツ来日	コッホの三原則	
1878	エミングハウス「精神病理学」	破傷風菌の発見（コッホ）	アルタミラ洞窟壁画の発見（スペイン）
1879	ライプツィヒ大学に実験心理学研究所（ヴント）／東京府癲狂院（上野）	東大医学部（東京医学校）でベルツの講義開始	
1882		結核菌の発見（コッホ）	日本銀行創立／上野動物園開園
1883	ゴルトン「優生学」／クレペリン精神医学教科書の初版刊行／相馬事件	コレラ菌の発見（コッホ）／健康保険制度（ビスマルク）	医師免許制度の始まり（日本）
1884	岩倉癲狂院（京都）	弥生式土器の発見（東京・本郷）	世界初の万年筆（仏）
1886	日本最初の精神医学講座開設（東大医学部、初代教授は榊俶）／フロイトがウイーンで開業	バイエルン王ルードヴィッヒ二世謎の溺死	帝国大学令（日本）
1887	エミングハウス『児童の精神障害』／ホールによる『アメリカ心理学雑誌』創刊	フェナセチンの合成	
1888	ロンブローゾ『天才論』（邦訳は1914）／シャルコー「外傷性ヒステリー」		
1890	画家ゴッホ、ピストル自殺／キャッテルが「メンタルテスト」考案	ツベルクリンの創製（コッホ）	帝国ホテル開業（東京）

西暦	精神医学史関連事項	医学史関連事項	世界史一般事項
1892	フォレル、精神障害者の断種／メビウス「内因」	北里柴三郎が帰国、伝研設立	
1894	相馬事件の最終判決	ペスト菌の発見（北里、イェルサン）	日清戦争
1895	プレッツ『人種衛生学の基本』／フロイト＋ブロイアー『ヒステリー研究』	レントゲンがX線発見（独）	日本最初の路面電車（京都）
1896	ババンスキー反射		近代オリンピック初回開催（アテネ）
1897	デュルケーム「アノミー自殺」	赤痢菌の発見（志賀）	
1899	クレペリン教科書第六版（二大精神病論）	アスピリン発売（バイエル薬品）	ボーア戦争／日本初のビアホール（銀座）
1900	精神病者監護法（日本）		パリ万博／日本最初の公衆電話（東京、大阪）
1902	日本神経学会発足／精神病者慈善救治会の設立（呉ら）	日本女医会	日英同盟
1904	クレペリン、東南アジアへ視察旅行		
1905	シャウディン＋ホフマン、梅毒病原菌発見／ビネーが知能テストを考案／人種衛生学会（プレッツら）発足		日露戦争
1906	ヴァッセルマン、梅毒の血清診断法発表		南満州鉄道会社設立
1907		癩予防法（日本）	
1908	ウイーン精神分析学会（WPG）発足	癌研究会創立（山極ら）	
1909	クラーク大学のホールがフロイトらをアメリカに招く	サルバルサンの合成（エールリヒ、秦）	
1910	ベルリン精神分析学会（BPG）発足／チェスナットロッジ開院（米）	ナイチンゲール死去	日韓併合
1911	ブロイラー『精神分裂病群』		南極点到達（アムンセン）
1912	フェノバルビタール合成（独）		中華民国成立
1913	野口、梅毒患者脳に病原菌見出す／ヤスパース『精神病理学総論』		
1914		北里研究所設立（東京）	第一次世界大戦始まる／パナマ運河開通

西暦	精神医学史関連事項	医学史関連事項	世界史一般事項
1915	癩病患者に初の断種手術（日本）	日本遺伝学会発足	
1917	クレペリン『精神医学百年史』／ドイツ精神医学研究所開所（ミュンヘン）／ヤウレッグ、マラリア発熱療法の効果実験／中村ら雑誌『変態心理』創刊	理研創設（日本）	ロシア革命
1918	クレッチュマー『敏感関係妄想』	スペイン風邪大流行	第一次世界大戦終戦
1919	巣鴨病院が松澤に移転、松澤病院となる／メニンガー・クリニック開院（米）／「精神病院法」（日本）		
1920	クレペリン「精神病の表現形態」／フロイト「快楽原則の彼岸」／ビンディング＋ホッヘ「価値なき生命」		世界初のラジオ局（米）
1921	バウアー・フィッシャー・レンツ『人類遺伝学と人種衛生学の基礎』／ロールシャッハ・テスト開発		
1922	プリンツホルン『精神病者の描画』		イタリア、ムッソリーニ政権
1923	シュナイダー『精神病質人格』	インシュリンの発見（バンティング、ベスト）	ミュンヘン一揆／関東大震災
1925	アメリカ留学中に殺人事件を起こした石田昇が送還帰国（松沢病院へ入院）		ヒトラー『我が闘争』（上巻）刊行
1926	グロートヤーン、知的障害者の強制断種論／クレペリン死去		
1927	カイザー・ヴィルヘルム人類遺伝学研究所新設（所長フィッシャー）／日本心理学会発足／フロイト「幻想の未来」		ヒトラー『我が闘争』（下巻）刊行
1929	ベルガー、ヒトの脳波を記録	最初の抗生物質ペニシリンの発見（フレミング）	世界大恐慌
1930	シュルツ「自律訓練法」、日本民族衛生学会の結成		
1931	古澤、フロイトのもとに留学へ／アイヌの精神医学調査（北大・内村ら）		満州事変
1933	「遺伝病子孫予防法」（ナチ断種法）成立／ドイツ国内各地でユダヤ人の著書が焼かれる／ザーケル、インシュリンショック療法を発表		ヒトラー政権成立／日本が国際連盟脱退
1934	メドゥナ、カルジアゾール痙攣療法を考案	スルフォンアミド合成（独）	

西暦	精神医学史関連事項	医学史関連事項	世界史一般事項
1935	ニュルンベルク諸法（ナチ人種法）、レーベンスボルン協会設立	日本温泉気候学会	
1936	モニス、ロボトミー手術を発表		スペイン内戦、ベルリン・オリンピック
1937	チェルレッティ、電気ショック療法を開発／退廃芸術展始まる（ミュンヘンほか）	保健所の設置（日本）	盧溝橋事件（日中戦争始まる）
1938	メニンガー「慢性自殺」／フロイトらロンドンへ亡命	ハルビン郊外に731部隊人体実験施設	オーストリア併合
1939	ヒトラーによる「安楽死指示文書」／フロイト死去／ウェクスラーによる成人用知能テスト（WAIS）		第二次世界大戦始まる
1940	「国民優生法」（ナチ断種法の日本版）成立／ドイツ国内で精神障害者「安楽死」始まる／国内初の精神病遺伝調査（八丈島、東大・内村ら）		日独伊三国同盟
1941	ジルボーグ『医学的心理学史』		太平洋戦争始まる
1942	ヴァンゼー会議（ベルリン、ホロコースト決議）		
1943	カナー「早期幼児自閉症」		イタリア無条件降伏
1944	アスペルガー「高機能自閉症」	ストレプトマイシンの発見（ワクスマン）	ヒトラー暗殺未遂事件
1945			第二次世界大戦終戦
1946	フランクル『夜と霧』／脳内ノルアドレナリンの発見	ニュルンベルク医師裁判はじまる	東京裁判はじまる
1947	ミッチャーリヒ・ミールケ『人間性なき科学』／ヴァイツゼッカー『安楽死と人体実験』		日本国憲法施行
1948	ニュルンベルク・コード／ICD-6（WHO）／優生保護法（日本）／太宰治の入水自殺	ニュルンベルク医師裁判判決／WHO設立（ジュネーブ）	帝銀事件
1949	ケイド「炭酸リチウムの臨床効果」	ハバロフスク裁判（731部隊員らに判決）	NATO結成
1950	精神衛生法（日本）／クロルプロマジン合成（仏）／脳内ペプチドGABAの発見、第一回世界精神医学会（パリ）		朝鮮戦争

西暦	精神医学史関連事項	医学史関連事項	世界史一般事項
1952	DSM-Ⅰ（APA）／脳内セロトニンの発見	最初のポリオワクチン（米）	ヨーロッパ石炭鉄鋼共同体（EUの起源）
1953	連邦補償法（西ドイツ議会）、自殺防止組織サマリタンズ設立（ロンドン）	ワトソンとクリック、DNAの分子構造解明	エベレスト初登頂（イギリス隊）
1954	フーコー『狂気と文化』		アメリカによるビキニ環礁水爆実験
1955	日本でクロルプロマジン発売／日本精神分析学会発足／クロールジアゼポキサイドの合成（米）		日本住宅公団の設立
1956	最初の三環系抗うつ薬イミプラミンの効果の発見（クーン）		ハンガリー動乱
1957	脳内ドパミンの発見		マレーシア独立
1958	ハロペリドール合成（ヤンセン）		一万円札の発行
1959	アドルノ『啓蒙の弁証法』		
1960	レイン『引き裂かれた自己』		カラーテレビ放送の開始（日本）
1961	トラウトマン「トラウマに基づく不安症候群」／サス『精神病の神話』／テレンバッハ『メランコリー』		アイヒマン裁判（エルサレム）
1963	ケネディ教書／ローゼンハン「ラベリング理論」		アウシュヴィッツ裁判始まる（独）／文化大革命
1964	ライシャワー米駐日大使刺傷事件／日本臨床心理学会発足	ヘルシンキ宣言（世界医師会）	東京オリンピック／公民権法（米）
1965	精神衛生法改正（日本）、全家連発足（日本）		日韓平和条約
1967	クーパー『精神医学と反精神医学』	世界初の心臓移植（南アフリカ）	
1968	リフトン「生き残りの罪悪感」	最初のX線CT開発（米）、和田移植（日本）	世界各国で学生運動／「プラハの春」
1969	日本精神神経学会で改革運動／他の関連学会にも拡大／デルナー『市民と狂気』		月面着陸（アポロ11号）
1971	東京いのちの電話／大熊『ルポ精神病棟』／フルボキサミンの合成（オランダ）		

西暦	精神医学史関連事項	医学史関連事項	世界史一般事項
1972			沖縄返還／ユネスコ世界遺産条約成立
1973	大阪いのちの電話	最初のMRI開発（米）	
1976	尊厳死法制定（米・カリフォルニア）／日本尊厳死協会発足	エボラ出血熱ウィルスの発見	
1978	バザーリア法（イタリア）		
1979		買春防止法（日本）	イラン・イスラム革命
1980	DSM-Ⅲ（PTSD概念の登場）	ドイツ保健総会でナチズム期の医学批判	
1983	クレー『第三帝国における「安楽死」』		
1984	宇都宮病院事件が明るみに／リスペリドン合成（ヤンセン）	薬害エイズ問題（日本）	
1985			ヴァイツゼッカー演説（「荒野の40年」）
1986	最初のSNRIデュロキセチン合成（米）		チェルノブイリ原発事故
1987	精神保健法（精神衛生法の改正）、最初のSSRIプロザックの発売（米）、アリピプラゾール合成（日本）／チェスナットロッジ裁判（米）／DSM-Ⅲ-R		
1988	日本生命倫理学会発足		
1989			天安門事件／ベルリン壁崩壊
1990			東西ドイツ統一
1991			ピナツボ火山大噴火／ソ連崩壊／湾岸戦争
1992	ICD-10（WHO）		マーストリヒト条約
1994	DSM-Ⅳ		ルワンダで民族虐殺
1995	東海大学安楽死事件判決（安楽死の四要件、横浜地裁）／精神保健福祉法（精神保健法の改正）施行		阪神淡路大震災／オウム真理教事件
1996	優生保護法の改正（母体保護法、日本）／らい予防法廃止（日本）／国連の自殺予防ガイドライン	クローン羊の誕生（英）／脳死臓器移植法（日本）	

西暦	精神医学史関連事項	医学史関連事項	世界史一般事項
1998	イェフーダら「世代間 PTSD」／日本の自殺者急増（年間３万人台）		
1999	過労自殺が労災に認定（初の司法判断）		
2000	DSM-Ⅳ-TR／日本で SSRI 発売／精神保健福祉法一部改正	ヒトゲノム解読／介護保険制度導入（日本）	国際宇宙ステーションの運用開始
2001	安楽死法（オランダ）	ハンセン病患者補償金支給法(日本)	アメリカ同時多発テロ
2003	日本精神神経学会が分裂病を「統合失調症」に改名	健康増進法(日本)	
2005	医療観察法（日本）	日本、人口減少社会へ	
2006	自殺対策基本法		
2008			リーマンショック
2009		新型インフルエンザ騒動	
2010	ドイツ精神医学・神経学・精神療法学会長シュナイダーによるナチズム期精神医学への謝罪表明		ハイチ大地震
2011		地球の人口が70億人に達する	東日本大震災、福島原発事故
2012	日本の自殺者数が年３万人台を下回り減少に転じる		
2013	DSM-5	新型出生前診断実施	
2014	国連の障害者権利条約に日本が批准		
2016	相模原事件		
2017	公認心理士法施行（日本）		
2018		iPS 細胞のパーキンソン病患者への移植試験開始	
2019	ICD-11改定内容最終決定（ゲーム障害が診断項目に）	ハンセン病家族損害補償法（日本）	香港民主化デモ
2020	「パワハラ防止法」（日本）／相模原事件判決（横浜地裁）	新型コロナウイルスのパンデミック	東京オリンピックの延期

著者紹介

小俣和一郎（おまた　わいちろう）

医師、医学博士、精神医学史家。

1950年東京都生まれ。1975年岩手医科大学医学部卒業、同年国立医療センター（現・国立国際医療センター）内科研修医、1976年名古屋市立大学医学部大学院入学（臨床精神医学専攻）、1980年同修了（医学博士）。1981～83年ドイツ連邦共和国給費留学生（ミュンヘン大学精神病院）。1986年医療法人財団・大富士病院（静岡県）副院長。1990～2015年上野メンタル・クリニック（東京都）院長。2002～2006年東京保険医協会理事。

主要著書：『ナチスもう一つの大罪』（1995年、人文書院）、『精神医学とナチズム』（1997年、講談社）、『精神病院の起源』（1998年、太田出版）、『精神病院の起源・近代篇』（2000年、太田出版）、『近代精神医学の成立』（2002年、人文書院）、『ドイツ精神病理学の戦後史』（2002年、現代書館）、『検証　人体実験』（2003年、第三文明社）、『精神医学の歴史』（2005年、第三文明社）、『異常とは何か』（2010年、講談社）、『精神医学史人名辞典』（2013年、論創社）、『精神分析とナチズム』（2022年、誠信書房）など。

主要翻訳書：G・セレニー『人間の暗闇』（2005年、岩波書店）、W・グリージンガー『精神病の病理と治療』（共訳、2008年、東京大学出版会）、J・フォン・ラング『アイヒマン調書』（2009年、岩波書店）など。

精神医学《せいしんいがく》の近現代史《きんげんだいし》——歴史《れきし》の潮流《ちょうりゅう》を読《よ》み解《と》く

2020年9月10日　第1刷発行
2022年9月20日　第2刷発行

著　者　小 俣 和一郎
発行者　柴 田 敏 樹
印刷者　田 中 雅 博

発行所　株式会社 誠 信 書 房
〒112-0012　東京都文京区大塚3-20-6
電話　03 (3946) 5666
https://www.seishinshobo.co.jp/

©Waichiro Omata, 2020
印刷／製本　創栄図書印刷㈱
＜検印省略＞　落丁･乱丁本はお取り替えいたします
ISBN978-4-414-42920-6 C1047　Printed in Japan

JCOPY ＜(社)出版者著作権管理機構 委託出版物＞
本書の無断複写は著作権法上での例外を除き禁じられています。
複写される場合は、そのつど事前に、(社) 出版者著作権管理機構
(電話 03-5244-5088, FAX 03-5244-5089, e-mail: info@jcopy.or.jp)
の許諾を得てください。

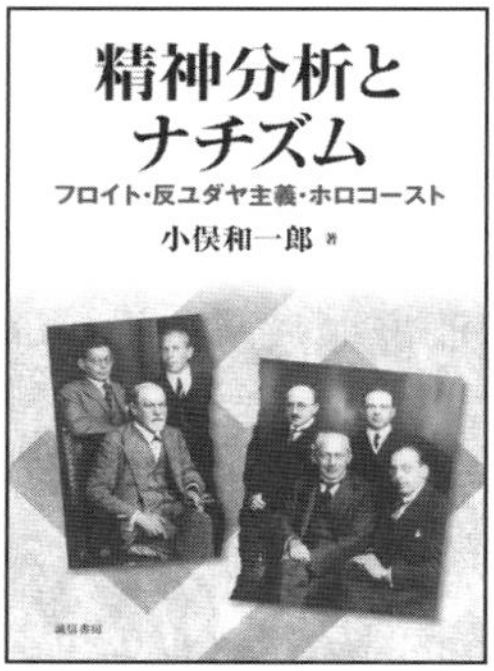

精神分析とナチズム
フロイト・反ユダヤ主義・ホロコースト

小俣 和一郎 著

四六判並製
定価(本体2200円+税)

ヨーロッパ近代から現代への移行期。ユダヤ人として生きたフロイトと、彼の生み出した精神分析を、ナチズムとの関係から読み解く。

目　次

第一章　フロイトと歴史感覚
　　　　―フロイトに歴史のセンスはあったのか？
第二章　フロイトはなぜ啓蒙の皮をかぶったのか？
　　　　―シャルコーの転身とフロイト
第三章　フロイトと反ユダヤ主義
　　　　―フロイトはなぜ「不快の都」にとどまり続けたのか？
第四章　フロイトの癌とその主治医
第五章　フロイトと日本
　　　　―フロイトは日本人を本当はどう思っていたのか？
第六章　シュールレアリスムと精神分析
第七章　ウィリアム・ジェームズはなぜフロイトを招いたのか？
第八章　文化人類学という目線
　　　　―精神分析にまつわるひとつの葛藤について
第九章　精神分析はなぜナチズムを批判できないのか？
第十章　精神分析と倫理
補　章　フロイトの生きた時代
　　　　―おもに1920年代を中心に考える